/Stb

Der Autor

Reinhold Müller, geboren 1954, arbeitet seit mehreren Jahren hauptberuflich als Heiler, Berater und Therapeut. Zudem hält er Vorträge zu Gesundheitsthemen und ist als Ausbilder tätig.

Das Buch

Die meisten von uns sind konditioniert, bei Krankheitsfällen Hilfe im Außen zu suchen, was durchaus Berechtigung hat. Unserer inneren Heilkraft dagegen sind wir uns selten bewusst bzw. vertrauen wir selten. Warum wenden wir uns bei einer Erkrankung nicht auch unserer Seele zu? Haben wir vergessen, wie das geht oder es niemals gelernt? Das eine oder andere wissen wir: Wir kennen Schulmediziner, Heilpraktiker, manche auch Geistheiler. Wir wissen um die Selbstheilungskräfte des Körpers, wir wissen, wie wir uns gesund erhalten – jedenfalls teilweise –, und wir wissen um die Kraft der Meditation. Und dennoch ist uns der Zusammenhang all dessen nicht täglich bewusst. All dieses Wissen fügt der Autor auf wundersame Weise zusammen, auch mithilfe wertvoller Zitate Wissender wie Albert Schweitzer, Yogananda, Sokrates, Jesus Christus u.v.a. Am Ende des Buches spüren wir dankbar unsere eigene uns innewohnende Heilkraft.

Reinhold Müller

Du heilst dich

Entdecke deine ureigenen Kräfte

Stb

Dieses Buch erschien bereits 2009 im Eigenverlag
unter dem Titel „Gesundheit erhalten … und mehr“.

ISBN 978-3-89767-674-9

1. Auflage

Umschlaggestaltung: Murat Karaçay, Schirner
unter Verwendung des Bildes Nr. 8680614 auf www.fotolia.de
Redaktion und Satz: Heike Wietelmann, Schirner
Printed by: FINIDR, Czech Republic

www.schirner.com

Inhalt

Das sollten Sie wissen

In diesem Buch steckt *meine* Wahrheit – und vielleicht haben Sie Ihre eigene ja schon gefunden.

Aber wenn Sie sich etwas bewegen, sich einmal anders hinstellen, es aus einer bisher ungewohnten Perspektive aus betrachten, dann wird vielleicht etwas oder etwas mehr von meiner Wahrheit zu Ihrer Wahrheit.
Dieses Buch soll Sie auch zum Nachdenken anregen, dadurch vielleicht auch zum Umdenken, und wenn sich dann in Ihrem Leben auch noch etwas – oder etwas mehr – verändert, hat es seinen Sinn erfüllt.

„Manch einer wird vielleicht nach dem Lesen äußern:
‚Das habe ich schon alles gewusst.'
Auch ich weiß,
es ist schon fast alles geschrieben worden,
nur noch nicht von jedem.
Ich wünsche mir für Sie,
dass Sie nach dem Lesen manches
bewusster wahrnehmen.
Ob Sie sich dadurch ändern,
in Kleinigkeiten oder auch in größeren Zusammenhängen,
das liegt ganz allein bei Ihnen.
Nur Sie selbst sind für sich verantwortlich."

Vom Autor

Alles Liebe und Gute sende ich allen,
die dieses Buch lesen.
Alles Liebe und Gute sende ich allen,
die sich dadurch verändern
und allen anderen.

SuNa – Reinhold Müller

Danksagung

Ich danke all jenen, die mich unterstützten und mir beim Zusammenstellen dieses Buches halfen.
Ich danke dem Göttlichen und
allen Wesen und Kräften
des Himmels und der Erde.

„Das bloße Lesen eines Buches
wird noch keine Unterscheidungskraft
verleihen;
es muss im täglichen Leben
in die Praxis umgesetzt werden.
Ohne dies ist das Lesen
eine reine Zeitverschwendung.
Was nur zum Zeitvertreib gelesen wird,
wird von der Zeit vertrieben,
und nichts bleibt zurück.“

Sathya Sai Baba

Einleitung

Zu Beginn richte ich mich an alle, die weder an eine Höhere Intelligenz noch an Höhere Wesen, wie das „Göttliche", glauben, egal in welcher Form. Diesen Menschen biete ich an, während des Lesens an den Stellen, an denen von dem „Göttlichen" die Rede ist, in Gedanken ein Wort wie „Schicksal" oder „Karma" einzusetzen – ganz wie Sie wollen.

Wenn ich im Laufe des Buches nur ein Geschlecht nenne, wie z. B. der Patient, sind natürlich immer beide Geschlechter angesprochen.

Folgendes ist mir noch wichtig zu betonen:
Meine Ausführungen erheben keinen Anspruch auf Vollständigkeit.

- Dieses Werk kann und will kein schulmedizinisches Lehrbuch sein.
- Dieses Buch kann und will weder Ersatz für eine ärztliche Behandlung noch für eine therapeutische Begleitung sein.
- Dieses Werk ersetzt keine praktische Hilfe von außen und/oder direkte Unterstützung auf Ihrem Weg.
- Dieses Buch will nichts bewerten oder beurteilen.
- Dieses Buch soll Ihnen helfen, soweit Sie es zulassen, Ihre Entscheidungen in Zukunft bewusster treffen zu können.
- Vom Autor sind die veröffentlichen Inhalte sorgfältig geprüft worden. Dennoch ist eine Haftung des Autors oder

des Verlags für Personen-, Sach- und Vermögensschäden ausgeschlossen. Die Anwendung der hier beschriebenen Übungen und Methoden erfolgt auf eigene Verantwortung und sollte nur in Abstimmung mit Ihrem Begleiter durchgeführt werden.

Es kommt letztlich nur auf „Ihr" Herz, auf „Ihren" Kontakt zum Göttlichen an. Es ist nicht so wichtig, was Sie alles wissen, denn alle Weisheiten aus Büchern können keine gelebten Erfahrungen ersetzen. Alles Wissen dieser Welt ist bereits in Ihnen selbst enthalten! Eine Ihrer Aufgaben kann es sein, diese Weisheiten wiederzuentdecken, sie zu beleben und in sich zu entfalten.

Gesundheit

Gesundheit (lateinisch „Sanitas"), bedeutet körperliche, geistige und seelische Unversehrtheit, die mit Leistungsfähigkeit und Wohlbefinden einhergeht. Laut Definition der Weltgesundheitsorganisation ist Gesundheit „ein Zustand des vollständigen körperlichen, geistigen und sozialen Wohlergehens" – und nicht etwa nur das offensichtliche Nicht-Vorhandensein von Krankheit oder Gebrechen.

„Die Gesundheit
ist die wichtigste Nebensache der Welt."
Gerhard Kocher in „Vorsicht Medizin"

Seit über 1.200 Jahren können wir in einem Bamberger Codex aus dem sogenannten Lorscher Arzneibuch (Signatur: Msc. Med.1 übersetzt aus dem Lateinischen) lesen:

„Eine Krankheit kann heilsam für den Menschen sein,
wenn sie sein Herz in seiner Verhärtung aufbricht.
Gesundheit kann gefährlich sein,
wenn sie den Menschen
in seinem unseligen Trott bestärkt".

Das Glück der Gesundheit hängt also gar nicht davon ab, ob wir uns körperlich, geistig oder seelisch krank oder gesund fühlen. Entscheidend ist, wohin uns Krankheit und Gesund-

heit führen wollen. Niemand kann die Gesundheit als Besitz festhalten.
Niemand kann sich Gesundheit wirklich kaufen.

Wir können dem Göttlichen dankbar sein für jede Minute, in der wir gesund sind. Dementsprechend sollten wir ihm aber auch für die Zeit der Krankheit danken. Für all die Erfahrungen, die „Es" uns und all den anderen um uns herum in dieser Zeit zuteilwerden lässt, für all die Möglichkeiten, uns zu verändern und uns weiterzuentwickeln.

„Denn zuweilen ist dem Menschen
Schmerz dienlicher als Gesundheit,
Anspannung nützlicher als Ausspannung,
Zurechtweisung förderlicher als Nachsicht.
So wollen wir in guten Tagen
nicht übermütig werden
und im Unglück
nicht verzagen und zusammenbrechen."
Hl. Gregor von Nazianz
aus seinen Reden (um 330 n. Chr.)

Wir wissen alle, dass jede Krankheit für den Betroffenen und für all die Menschen um ihn herum ihren Sinn, ihre Aufgabe und ihre Ursache hat. Es liegt an uns selbst, uns dessen bewusst zu werden.
Wenn wir die Aufgabe und den Sinn erkennen, uns mit der Ursache beschäftigen und uns dann entsprechend verändern, verliert die Krankheit, das Leid und der Schmerz meist an Kraft und geht oft ganz von selbst.

„Wer nicht jeden Tag etwas Zeit
für seine Gesundheit aufbringt,
muss eines Tages
sehr viel Zeit für die Krankheit opfern."
Sebastian Kneipp 1821 – 1897
Zitiert in Kneipp-Meilen

Die Förderung und Erhaltung der Gesundheit erfordert meist geringeren Zeitaufwand und weniger finanzielle Mittel, als die Gesundheit wieder herzustellen.

„Der Gesunde weiß nicht, wie reich er ist."
Sprichwort aus Deutschland

„Der gesunde Mensch trägt eine Krone,
die aber nur der kranke Mensch sehen kann."
Aus dem Volksmund

Wodurch können wir unsere Gesundheit verlieren?

Eine Erkrankung macht uns zu einem Patienten, zu einem Leidenden, zu jemandem, der erdulden muss. Wir können zu einem Klienten werden, einem Schutzbefohlenen, einem Kunden oder Leistungsempfänger.

Je nach Art oder Ausmaß der Krankheit wollen die meisten Patienten nicht nur Beratung und Abhilfe, sondern meist ist es auch ihr Wunsch, die Ursache zu finden und – soweit möglich – zu beseitigen.

„Der Kranke darf alles sagen."
Italienisches Sprichwort

Krankheit (lateinisch „Morbus" und griechisch „Nasos" genannt) ist eine komplexe Erscheinung, eine Störung, in der Körperliches (somatisch) und Geistiges (psychisch) in einem engen, sich bedingenden Zusammenhang stehen. Krankheit ist ein Ablauf von Vorgängen als Reaktion des Organismus auf die ihn an Körper, Geist und Seele schädigenden Einwirkungen.

„Krankheit entsteht, wenn eine Harmonie im menschlichen Körper gestört wird. Kein Organ kann für sich allein tätig sein, sondern immer nur im Zusammenhang

mit dem ganzen Körper. Eine Heilung kann nur zustande kommen, wenn alle Organe sich gemeinsam in den Dienst der Abwehr stellen."

Paracelsus 1493 -1541

Hippokrates war schon vor ca. 2.400 Jahren der Auffassung, dass die Gesundheit nur erhalten bleiben kann durch eine ausgeglichene Mischung der Körpersäfte, die von der Ernährung und einer natürlichen Lebensweise abhängen. Eine unharmonische Mischung der Körpersäfte stört die Lebensharmonie und damit das Gleichgewicht im Körper. Und um diese Störung der Lebensharmonie rückgängig zu machen, entwickelt der Körper die Krankheit.

Durch die internationale Klassifikation der Krankheiten, kurz ICD-10 (für den onkologischen Bereich ICDO) genannt, werden Störungen in verschiedene Kategorien eingeteilt. Die Einteilung orientiert sich an den bekannten oder meist vermuteten Krankheitsursachen:

- Erbkrankheiten,
- Infektionskrankheiten,
- Kinderkrankheiten,
- Unfälle und Verletzungen (durch Außeneinwirkung verursacht) wie Vergiftungen, Verätzungen, Verbrennungen und andere chemisch oder physikalisch verursachte Schädigungen,
- degenerative Erkrankungen (durch Abnutzung von Organen oder Zellen verursacht),
- Autoimmunerkrankungen (durch ein gestörtes Immunsystem verursacht),

- Tumorkrankheiten (verursacht durch entartete Zellen, die unkontrolliert wachsen)
- iatrogene Erkrankungen (durch ärztliche Behandlung verursacht),
- psychische Erkrankungen (durch zwischenmenschliche/ interaktive Probleme verursacht),
- Zivilisationskrankheiten (durch ungesunde Lebensweise, falsche Ernährung, Umwelteinflüsse etc. verursacht) u. a.,
- Mangelkrankheiten.

Oft werden wir krank, weil wir im körperlichen, geistigen und/oder im seelischen Hinblick nicht unseren eigentlichen Bedürfnissen gemäß leben. Jeder Schmerz und jede Krankheit erzählt eine eigene Geschichte und ist meist ein Hinweis, ein Warnsignal und/oder ein Schutzmechanismus von Körper, Geist und/oder Seele.
Man kann die Ursachen von Erkrankungen so einteilen, wie ich es in der folgenden Auflistung getan habe, wobei die Zuordnung zu den einzelnen Gruppierungen – je nach Ausprägung der Störung – jedem Leser selbst überlassen bleibt. Selten hat eine Erkrankung eine einzge Ursache, denn meist handelt es sich um ein Aufeinandertreffen verschiedener Auslöser.

Körperliche Ursachen, wie z. B.:
- Mangel an Selbstbeherrschung mit der Folge des Verlustes an Beweglichkeit,
- Mangel an körperlicher Bewegung und/oder den Körper schädigende, meist einseitige Bewegungen,
- falsche Ernährung: zu wenig/zu viel Essen mit zu viel tierischem Eiweiß, zu wenig Ballaststoffen, Vitaminen, Mineralstoffen oder Spurenelementen, etc.

- Belastung durch Farb- oder Konservierungsstoffe sowie durch Gifte, die wir aus der Umwelt über die Atmung, die Schleimhäute und die Haut aufnehmen, die über die Nahrung oder medizinische Behandlung (z.B. Amalgam) in den Körper gelangen oder durch Drogenkonsum (Alkohol, Nikotin etc.),
- Krankheitserreger wie Bakterien, Viren, Pilze, Parasiten ...,
- Vererbung (Genschäden),
- medizinische Behandlung und Nebenwirkung von Medikamenten,
- Alter,
- zu viel oder extremer Stress,
- witterungsbedingt durch unpassende Kleidung und Tätigkeiten,
- Strahlungsbelastungen natürlichen Ursprungs (aus dem All oder aus dem Erdinnneren) oder vom Menschen verursachte (nukleare, Rundfunk, Fernsehen, Telefon und Elektrosmog),
- Mangel an innerem Frieden und Ausgeglichenheit,
- zu wenig Zeit für sich, für Gebete, Meditation, o.ä.

Geistige Ursachen, wie z.B.

- „geistige Bakterien", wie Angst, Ärger, Sorgen, Gier, Neid, Mitleid,
- Überlastungen durch zu viele Aufgaben, zu viele Ereignisse, Perfektionismus bzw. Sich-selbst-unter-Druck-Setzen
- nicht erfüllte und/oder unterdrückte Gefühle, Wünsche, Erwartungen, Vorstellungen,
- Krankheitsgewinn: dass man besucht, beachtet, umsorgt, verwöhnt, gepflegt wird oder sich dem Arbeitsstress, den Kollegen, dem Partner entziehen kann,

- dramatische Erlebnisse wie Traumata oder Schocks,
- Versuchungen und Mangel an Selbstbeherrschung,
- Besetzungen, Verwünschungen, Flüche, Schwarze Magie,
- zu wenig Zeit für sich.

Seelische Ursachen, wie z.B.

- „Seelenmüll", der sich durch nicht verarbeitete, ins Unterbewusstsein verdrängte Beleidigungen, Verletzungen, Aufopferungen etc. angehäuft hat,
- Nicht-Beachtung der Seele, Unkenntnis des Göttlichen,
- Karma oder Schicksal, also Ausgleich für Taten aus diesem oder aus früheren Leben oder was unsere Seele für eine andere Seele bewusst übernommen hat,
- zu wenig Zeit für sich, für Gebet, Meditation, Reflexion etc.

„Rabi`a
Man sah sie in den Straßen von Basra,
mit einem Eimer in der einen Hand
und einer Fackel in der anderen.
Gefragt, was das bedeute, antwortete sie:
‚Ich will Wasser in die Hölle gießen
und Feuer ans Paradies legen,
damit diese beiden Schleier verschwinden
und niemand mehr Gott
aus Furcht vor der Hölle
oder in Hoffnung auf das Paradies anbete,
sondern nur noch
um seiner ewigen Schönheit willen.'"

Rabi`a, islamische Mystikerin des 8. Jahrhundert *

* aus: Annemarie Schimmel: *Gärten der Erkenntnis: Das Buch der vierzig Sufi-Meister*, Diederichs Verlag München 1995, in der Verlagsgruppe Random House GmbH

Das „Göttliche“ straft nie. Da es uns bedingungslos liebt, will es weder bestrafen noch belohnen.
Dies ist nicht nur meine persönliche Überzeugung und dies verleiht uns die Macht, uns selbst zu „belohnen“ oder zu „bestrafen“, und zwar durch den „richtigen“ oder „falschen“ Gebrauch unserer Vernunft, unserer Fähigkeiten und unseres Willens.
Das Göttliche straft uns nie – wir strafen uns höchstens selbst aufgrund des Gesetzes von Ursache und Wirkung.

Aus der Physik kennen wir das Gesetz Aktion = Reaktion.
Auch hier gibt es keine Bewertung oder die Annahme von Bestrafung, Belohnung, richtig oder falsch.
Wer z. B. in diesem oder in einem früheren Leben die Gesetze der Gesundheit, des Mitgefühls, der Weisheit, des Vertrauens oder der Liebe verletzt hat, „bestraft“ sich nun, im gegenwärtigen Leben, selbst, z. B. durch Krankheit, Armut oder Unwissenheit.
Wir selbst vergessen leicht unsere eigenen Missetaten und wundern uns, wenn deren Folgen uns ganz und gar nicht vergessen.

Denken Sie also nach, bevor Sie handeln, denn sobald Sie gehandelt haben, müssen bzw. dürfen Sie die Folgen Ihrer Taten übernehmen, verkraften, verarbeiten und ausgleichen.

Jede Handlung hinterlässt also Spuren durch das Gesetz von Ursache und Wirkung. Wenn wir durch positive Taten Gutes säen, ernten wir Glück, Zufriedenheit, Liebe, Weisheit, Vertrauen und sind in der Lage, einen Teil unserer früheren Taten auszugleichen. Wenn wir Böses säen, ernten wir in diesem

oder einem zukünftigen Leben Schwierigkeiten verschiedener Art und verschiedenen Grades, wie z. B. Schwäche, Sorgen, Ängste, Krankheit und Tod.
Wenn wir von bösem Tun, also von Sünde, sprechen, ist also nichts anderes gemeint als Unkenntnis der „Göttlichen" Lebensgesetze.

Im körperlichen, geistigen und seelischen Bereich sind wir ständigen Veränderungen unterworfen, die uns schaden (kraftraubend sind) oder uns nützen (kraftspendend sind). Es liegt an jedem selbst, wofür er sich entscheidet.

„Wer aber seine Krankheit nicht offenbart,
kann auch kaum Heilung davon finden."
Marie de France 1135 – 1200
aus „Die Lais/Guigemar"

Wodurch können wir unsere Gesundheit wiedererlangen?

Wer gesund werden möchte, sollte es auch wirklich wollen und bereit sein, selbst etwas dafür zu tun.
Grundsätzlich gilt:

Jeder Mensch hat das Recht,
krank zu werden,
krank zu sein und
krank zu bleiben.

Genauso hat er das Recht,
gesund zu sein,
gesund zu werden und
gesund zu bleiben.

Nur der Mensch selbst
entscheidet darüber.
Wir, die Behandelnden, haben nicht das Recht,
uns anzumaßen, zu wissen,
was das Beste für
einen anderen
Menschen ist.

Wer gesund werden will, sollte sich seiner Gründe dafür bewusst sein. Auch die Argumente, die dafür sprechen, krank zu

bleiben, sollten ihm bekannt und bewusst sein. Wer gesund werden will, sollte sich auch Gedanken darüber machen, wie er die Zeit, die er momentan noch von der Krankheit beansprucht wird, zukünftig nutzen will.
Wer gesund werden will, sollten sich über die drei in Deutschland praktizierenden Heilberufe

- Schulmediziner,
- Heilpraktiker und
- Heiler

ausreichend informieren, um sich bewusst für eine bestimmte Methode entscheiden zu können. Ebenso für die passende Person, Technik und die eventuelle Zusammenarbeit unter den Behandlern.

Egal, um welche Krankheit es sich handelt, ist es für jeden Menschen ideal, wenn er jemanden findet, der ihn so behandeln, wie er es sich vorstellt und wünscht.
Hier gibt es folgende Möglichkeiten:

- nur bei Schulmedizinern oder
- in Zusammenarbeit von Schulmedizinern und Heilpraktikern oder
- in Zusammenarbeit von Schulmedizinern und Heilern oder andere Kombinationen.

Dabei sollte keiner der Behandelnden in irgendeiner Form mit Ängsten argumentieren oder gar die Zusammenarbeit mit einem anderen Therapeuten ablehnen.
Alle, die einen Menschen behandeln wollen und dürfen, sollten sich des Zusammenspiels von Körper, Geist und Seele bewusst sein und einen Menschen immer in der Gesamtheit sehen. Jeder Mensch sollte sich bewusst sein, dass nur er selbst

die Verantwortung für sich trägt und diese auch nicht an einen anderen abgeben kann. Ausgenommen sind Entmündigte, Menschen mit Demenz, psychisch Kranken, etc.

Alle Menschen in Heilberufen sollten den hilfesuchenden Menschen beraten, ihn über sämtliche Nebenwirkungen ihrer Methoden und Mittel aufklären, ihm entsprechende Alternativen nennen und auf andere Behandlungsweisen hinweisen.
Entscheidungen sollten immer vom Erkrankten selbst getroffen werden, denn letztlich trägt er den größten Teil zur Genesung stets selbst bei.

Vorteilhaft ist es, sich die Zeit zu nehmen, mithilfe des/der Behandler/s nach der Ursache und dem Sinn der Erkrankung zu suchen, um sich über die psychischen oder psychosomatischen Hintergründe der Krankheit klar zu werden. Dies stellt dann die beste Voraussetzung dafür dar, durch entsprechende Maßnahmen, Hilfen und individuelle Veränderungen im Alltag die Gesundung in die Wege leiten oder eine Wiedererkrankung vermeiden zu können.

Seine Gesundheit zu erhalten, stellt eine lebenslange, dauerhafte Aufgabe dar und mit ein paar Minuten Bewegung am Tag oder ein wenig Gymnastik ist es leider nicht getan.
Gesundheit ist ein Auftrag, dessen wir uns in jeder Sekunde unseres Lebens bewusst sein sollten. Bei allem, was wir tun, sollten wir uns immer fragen, ob es unsere Gesundheit erhält, fördert oder belastet. Gesundheit ist natürlich auch ein Teil unserer Entwicklung und sollte daher bei der Planung unseres Tagesablaufs immer bewusst mit einbezogen werden.

*„Wer nicht eher isset, als ihn hungert,
und nichts trinket als das liebe Wasser,
der wird selten krank."*
Sophie Mereau 1770 – 1806

Viele Menschen investieren viel Zeit und Geld, um ihren Körper gesund und attraktiv zu erhalten – durch intensive Körperpflege, Friseurbesuche, Make-up, modische Kleidung, regelmäßige Bewegung und aufrechte Haltung – und sind sehr stolz auf ihren offensichtlich gesunden, durchtrainierten Körper und auf das, was sie offensichtlich alles für ihn tun.
Jedoch vergessen viele dabei, ihren Geist und ihre Seele ebenso zu verwöhnen.

Sie halten ihren Körper – ähnlich einer Kirche oder eines Tempels – in Ehren, pflegen und schmücken ihn, wundern sich dann aber, wenn Geist und Seele mit Störungen reagieren.
Man sollte bei aller Fürsorge um den Körper nicht vergessen, dass der Tempel doch eigentlich dafür gedacht ist, das Göttliche zu ehren. Die eigentliche Aufgabe des Körpers ist es also eigentlich „nur", Geist und Seele einen würdigen Wohnort zu bieten.
Körper, Geist und Seele bilden zwar eine harmonische Einheit, alle drei wollen jedoch individuell beachtet, genutzt, trainiert und gefördert werden.
Es liegt meist an jedem Einzelnen selbst, ob er diese Ausgeglichenheit erhält oder wiederherstellt.
Dabei ist ganz normal, dass für eine bestimmte Zeitspanne der Körper, der Geist oder die Seele im Vordergrund steht, solange die Einheit nicht außer Acht gelassen wird.

Für die Harmonie von Körper, Geist und Seele ist es Voraussetzung, loslassen zu können und nicht immer alles und jeden bewerten zu wollen, in der Lage zu sein, die erarbeiteten Fähigkeiten umzusetzen sowie seine Gefühle und Gedanken beeinflussen und sie vielleicht sogar kontrollieren zu können.

Wir sollten bei all unseren geistigen, seelischen und körperlichen Tätigkeiten darauf achten, mit welcher Einstellung und mit welchem Gefühl wir diese ausführen. Vorteilhaft ist dabei immer, wenn wir uns bewusst in kraftspendenden und kraftneutralen Gefühlsbereichen befinden.
Mit allem, was wir denken, fühlen, wünschen und tun, beeinflussen wir die Harmonie von Körper, Geist und Seele, also unsere Gesundheit.

„Mir muss eine Sache Spaß machen,
sonst werde ich krank.“
Heinrich Böll 1917 – 1985
aus „Ansichten eines Clowns“

Viele Naturmedikamente besitzen zweifellos Heilkräfte bzw. haben in den meisten Fällen keine schädigenden Nebenwirkungen, denn das Göttliche hat viele Pflanzen, Pilze und Mineralien erschaffen, um bei richtiger Verwendung eine positive Wirkung auf den menschlichen Körper auszuüben. Ausgenommen sind hierbei natürlich diejenigen Pflanzen, die für den menschlichen Körper giftig oder ungesund sind. Es kommt natürlich, wie bei fast allem, auf die Menge (oder Dosis) und die Zubereitung an, besonders bei den sogenannten giftigen Pflanzen und Pilzen.

Wir wissen aus Erfahrung, dass mithilfe guter Medikamente und der Therapie von kompetenten Ärzten oder Heilpraktikern die Selbstheilungskräfte eines Menschen aktiviert werden können. Wir sollten aber nicht vergessen, dass alle Medizin und ärztliche Kunst nur eine begrenzte Wirkungskraft besitzt und sich bei vielen chronischen Leiden oft als wirkungslos erweisen.
Nicht jedes Medikament bewirkt bei jedem dieselbe positive Heilwirkung.
Ein bewusster Umgang mit Medikamenten ist ratsam. Die Kenntnis über deren Nebenwirkungen ist unverzichtbar, um diese bewusst mit entsprechender Vorsicht einkalkulieren zu können.
Wir sollten uns weiterhin vor Augen führen, dass es Medikamente gibt, die süchtig bzw. abhängig machen. An andere Medikamente gewöhnt sich unser Körper, weshalb diese nach längerer Einnahme nicht mehr so stark oder gar nicht mehr wirken.
Der Grundsatz „Wenn schon, dann so viele Medikamente wie notwendig, aber so wenig Medikamente wie möglich" sollte stets beachtet werden.
Wer also sein ganzes Vertrauen ausschließlich in die Medizin anstatt in Gottes unbegrenzte Heilkraft setzt, sollte mit Enttäuschungen rechnen.

„Leben ist keine Frömmigkeit,
sondern ein Fromm-Werden,
keine Gesundheit, sondern ein Gesund-Werden,
kein Wesen, sondern ein Werden,
keine Ruhe, sondern ein Üben.
Wir sind es noch nicht; werden es aber."

Martin Luther 1483 – 1546

Aus „Auslegung zu Philipper 3,13" zitiert auf den Buchrücken des „Luther Brevier"

Pflanzliche, mineralische und natürliche Medikamente wirken immer im chemischen und physikalischen Bereich unseres Körpers – ob wir nun daran glauben oder nicht. Wenn wir auf die Wirkung eines Mittels vertrauen, ist dies sicherlich nicht von Nachteil. Es ist sogar möglich, die Wirkung von Medikamenten zu verbessern bzw. zu verstärken, indem man sich immer wieder positive, motivierende Sätze wie „Ich *bin* gesund! Ich *kann* gehen!“ vorsagt.

Wichtig zu bedenken ist stets: Jeder Mensch ist anders, hat individuelle Überzeugungen und Wünsche, Erfahrungen und Vorstellungen, hat seinen eigenen Leidensweg und seine persönliche Geschichte.
Jede Erkrankung hat spezielle Ursachen im körperlichen, seelischen oder geistigen Bereich, ist abhängig bzw. bedingt durch das Umfeld, also Familie, Beruf, Freunde, Umwelt, etc. Auch individuelle Erfahrungen, Bildung, charakterliche Eigenschaften, Vorstellungen, Wünsche, Verhaltensweisen, Gewohnheiten sowie das jeweilige Karma können die Entstehung bzw. den Verlauf einer Krankheit beeinflussen.

Eine einzige, optimale Therapieform für alles und jeden zu jeder Zeit kann es also gar nicht geben – außer der Verbindung zum Göttlichen, z.B. durch das vertrauensvolle Gebet.
Jede Behandlungsform hat ganz bestimmt ihre Berechtigung. Ausschlaggebend ist allerdings, die optimale für den betreffenden Menschen zur richtigen Zeit in der richtigen Situation zu finden, entsprechend anzuwenden und dabei den erkrankten Menschen da abzuholen, wo er sich gerade befindet.
So sollte man jemanden, der z.B. rein gar nichts vom „energetischen Heilen“ hält, nicht dazu drängen, diese Methode

auszuprobieren. Seine abgeneigte Haltung bzw. innere Abwehr könnte eine Geistbehandlung unmöglich machen bzw. diese zumindest erschweren.
Für die angedachte Behandlungsmethode sollte der Patient also auf jeden Fall eine gewisse grundsätzliche Offenheit mitbringen, damit er an der Gesundung selbst aktiv mitarbeiten und die Verantwortung für sich selbst und seine Störung (Erkrankung) bewusst übernehmen kann. Der Betroffene sollte zudem bereit sein, sich bzw. seine Gewohnheiten zu ändern und den Wunsch äußern, die Ursache seiner Störung zu erkennen und diese auch beseitigen zu wollen.

„Der Philosoph behandelt eine Frage
wie eine Krankheit.“
Ludwig Wittgenstein 1889 – 1951
aus "Philosophische Untersuchungen §255"

Ein Weg zur Gesundheit

Ganz wichtig ist es beim Heilungsprozess auch, Zugang zu seinen Gefühlen zu bekommen. Schon durch die Änderung der inneren Haltung kann sich der gesundheitliche Zustand spürbar verbessern.

Das Hoffen auf ein Wunder, auf eine Spontanheilung, ist zwar schön und gut, doch kommen diese nur selten vor. Daher ist es bei der Behandlung einer Krankheit so wichtig, sich die Eigenverantwortung, die man seinem Körper gegenüber hat, immer wieder vor Augen zu führen und sich bewusst zu machen, dass die Krankheit bzw. die Störung innerhalb der körperlichen Vorgängen sowohl eine Ursache als auch einen Sinn hat.

Albert Schweitzer 1875–1965 antwortete auf die Frage eines Medizinjournalisten hinsichtlich der Heilung durch Schamanen:

„Der Schamane macht etwas, was viele Ärzte
seit Hippokrates
vergessen haben, er erlaubt es, dem inneren Arzt des
Kranken in Funktion zu treten.“

Es ist also nur ratsam, sich der Selbstheilungskräfte, die in jedem Menschen angelegt sind, bewusst zu werden und diesen „inneren Arzt“ zu aktivieren. In der Praxis hat sich herausgestellt, dass diese inneren Heilkräfte leistungsfähiger sind, als die wissenschaftliche Medizin es ihnen zutraut.

Letztlich heilt sich ein Kranker also zum großen Teil selbst, indem er die Einstellung zu seiner Krankheit ändert.

Folgende Affirmationen und Einstellungen können hierbei helfen:

- Ich bin mutig.
- Ich bin stark.
- Ích will und kann gesund werden.
- Ich suche nach dem Sinn der Krankheit.
- Ich suche nach den Ursachen meiner Krankheit.
- Ich akzeptiere die Diagnose.
- Ich akzeptiere aber nicht die Prognose, denn diese hängt von mir, den mich behandelnden Fachkräften, den Methoden und Techniken ab, die sie anwenden, um meine Selbstheilungskräfte zu aktivieren. Deshalb arbeite ich an meiner Genesung aktiv mit. Ich weiß, dass für mich eine Heilung möglich ist. Ich setze mich mit mir selbst bewusst auseinander.
- Ganz wichtig: Ich finde heraus, warum ich all dies auf mich nehme und warum ich gesund werden will.

Es gibt die verschiedensten Methoden, um den Körper ins Gleichgewicht zu bringen. Einige seien hier kurz angeführt:

- Entgiftung in Verbindung mit einer passenden Ausleitung,
- Reinigung der Organe z. B. mit Darm-, Leber-, Nierenreinigung,
- Entsäuerung (Säure-Basen-Gleichgewicht),
- gesunde Ernährung,
- ausreichende Bewegung,
- genügend Schlaf und Zeit der Ruhe,
- ein gesundes Umfeld.

Hilfreiche Verfahren, mit denen Sie Geist und Seele ins Gleichgewicht bringen können, sind z. B.:

- sich Zeit für sich selbst zu nehmen, um mit seiner Seele in Kontakt zu kommen,
- bewusste Gebete, bewusste Meditation,
- positives Denken und Fühlen,
- eine dementsprechende positive Lebenshaltung und Lebenseinstellung,
- Gefühle bewusst wahrzunehmen,
- ausgleichende Bewegung, wie z. B. durch Gymnastik, Yoga, Chi Gong, Tai Chi, spirituelle Rückenschule und
- Vertrauen und Liebe zum Göttlichen und zu sich selbst und zu allen anderen Menschen herstellen und/oder festigen.

„Gott hilft uns nicht immer am Leiden vorbei,
aber er hilft uns hindurch."
Johann Albrecht Bengel 1687 – 1752
aus Textkritik des Neuen Testaments in „Gnomon" 1742

Nehmen Sie deshalb Ihre Aufgabe, Ihr vom Göttlichen gegebene Schicksal dankbar an.
Erkennen Sie, dass Gott Ihnen nur das sendet, was Sie für Ihre Weiterentwicklung benötigen.

„Nun, da alle diese Leiden überstanden sind,
macht es mir viel Freude,
daran zurückzudenken,
zumal ich glaube, dass mir all das
zur Läuterung und Förderung

meiner Seele widerfahren ist.“

Johannes Butzbach 1477 – 1526
aus „Wanderbüchlein des Johannes Butzbach“,
genannt Piemontanus

Es gibt nun einmal kein Leben ohne Angst. Es gibt kein Leben ohne Schmerz. Beides, den Schmerz und die Angst zu begrüßen, sollten wir erlernen. Durch Schmerz haben wir die Chance, unser Bewusstsein zu erweitern und unser Verhalten zu verbessern bzw. zu verändern, indem wir die Ursache des Schmerzes ergründen, statt nur reflexartig darauf zu reagieren.
Wir benötigen den Schmerz, denn er schützt uns oft vor noch größeren Verletzungen. Sogar ein kleiner Schmerz, wie z. B. das leichte Verbrennen eines Fingers in einer Kerzenflamme, will uns zu größerer Vorsicht mahnen. Uns Schmerzen bewusst zu machen heißt, auch diese zu lösen. Können Sie sich ohne Schmerzen, ohne leidvolle Erfahrungen wirklich verbessern, verändern, weiterentwickeln?

„Man muss die Krankheiten gewähren lassen.“

Michel de Montaigne 1533 –1592
aus „Die Essais“

Jeder Schmerz, jede Krankheit, jedes Leid hat seine Aufgaben, so z. B., uns vor weiterem Fehlverhalten und gar Schlimmerem zu bewahren oder um in uns Ausgleich zu früheren Taten herzustellen. Alles, was wehtut, will uns etwas sagen, will, dass wir unser Verhalten ändern oder eine Erfahrungen machen, die für unsere weitere Entwicklung notwendig ist.

„Das Leiden ist, von der einen Seite betrachtet,
ein Unglück und,
von der andern betrachtet, eine Schule."
Samuel Smiles 1812 – 1904
aus „Der Charakter" Kpt.12

Der Schmerz dient uns auch als Werteskala für unseren eigenen Bewusstwerdungsprozess. Das Bewusstsein entwickelt sich in dem Maße, in dem wir den Inhalt entschlüsseln, der hinter jedem Schmerz steckt. Schmerz, Leid, Angst etc. lösen sich oft auf, wenn die Quelle, die Ursache gefunden und wieder ins Bewusstsein geholt wird, und wir die gewonnenen Erkenntnisse entsprechend wirken lassen können. Den Schmerz in uns können wir letztlich nicht bekämpfen, denn bei einem Kampf, einem Krieg mit uns selbst kann es ja gar keinen Gewinner geben. Nicht nur ich habe die Erfahrung machen dürfen, dass ich, wenn ich gegen etwas „Böses" kämpfe, dieses im Grunde nur stärke, weil ich ihm permanent Energie gebe. Seitdem ich dies erkannt habe, tue ich viel lieber etwas Gutes und stärke somit die positive Energie, die letztlich immer siegt.

„Wenn ich einen schweren Moment durchlebe,
sage ich mir immer:
Hör auf,
dich zu bemitleiden.
Hilf lieber anderen,
es gibt so viel Leid auf der Welt."
Farah Pahlavi
in: „Hamburger Abendblatt- Aus aller Welt" vom 24.04.2004

Von den meisten Schulmedizinern werden leider immer noch die Symptome bekämpft; bei Erkrankungen, die durch Bakterien ausgelöst wurden, z.B. das Fieber, obwohl dieses doch im Grunde entsteht, um die Ursachen (den Infekt) zu bekämpfen. Das Gleiche gilt für vielerlei Behandlungstechniken gegen Allergien, Krebserkrankungen o.ä: Anstatt den Schmerz als Botschaft des Körpers zu verstehen und sich um die Klärung des Sinns, der Aufgabe, der Ursache der Störung zu kümmern, verschreibt man „Mittelchen", die nur die Beschwerden möglichst gering halten sollen.
Wohl kaum jemand würde in einer Autowerkstatt verlangen, dass das rote Lämpchen, das seit einer Woche auf dem Armaturenbrett leuchtet, zugeklebt oder einfach ausgetauscht werden soll, damit dieses nicht mehr auf einen Defekt im Wagen hinweist. Nein, man will genau wissen, warum dieses Warnsignal leuchtet und dass sich jemand um die Behebung des Defekts kümmert, damit kein größerer Schaden entsteht und das Auto weiterhin tadellos funktioniert.
Warum verhalten wir uns bezüglich unseres eigenen Körpers, den wir nicht einfach austauschen können, genau umgekehrt?

„Man kann ein Auto nicht wie einen Patienten behandeln – ein Auto braucht Liebe."

Gerhard Kocher in: „Vorsicht Medizin"

Weisheiten aus dem Volksmund sagen uns so manch Erhellendes:

- bei Schnupfen: Wovon hast du die Nase voll?

- bei Knieschmerzen: Was – wer zwingt dich in die Knie?
- bei Magenschmerzen: Was ist dir denn auf den Magen geschlagen?
- bei Rückenschmerzen: Was hast du dir denn alles aufgeladen?
- bei Brüchen: Ist die Zeit angebrochen, dich zu verändern?
- bei Verstopfung: Kannst du nicht loslassen?
- bei Leberproblemen: Ist dir etwas über die Leber gelaufen?
- bei Schluckbeschwerden: Da muss man erstmal schlucken! Es steht mir bis zum Hals!

Die im geistigen Bereich wichtigsten Kräfte sind im allgemeinen die Absicht, der Wunsch, die Danksagung, das Gebet und die Meditation (mit oder ohne dem Rezitieren von Mantras, d.h. heiligen und kraftvollen Wörtersilben). Durch die Ausübung dieser genannten Praktiken ist es möglich, den Dialog mit sich selbst bzw. mit seiner Seele und dem Göttlichen zu führen.
Warum wenden Sie sich bei einer Erkrankung, einer Störung nicht bewusst an Ihre Seele? Haben Sie vergessen, wie das geht oder es niemals gelernt? Suchen Sie sich bitte jemanden, dem Sie vertrauen können, der Ihnen Wege aufzeigt und Sie, wenn Sie es wollen, begleitet, bis Sie Ihre Seele wieder spüren und Kontakt zu ihr haben, denn es gibt niemanden, der so tief in Sie hineinschauen kann, wie Sie selbst.

Tränen oder Lachen sind erste Anzeichen dafür, dass Sie Ihrer Seele nähergekommen oder schon ganz bei ihr angekommen sind. Es sollten jedoch keine Tränen des Selbstmitleids sein, sondern der Einsicht, der Dankbarkeit, des Mitgefühls oder des Loslassens, des Abschiednehmens, des Sich-Öffnens und der Bereitschaft, nach diesen ersten Schritten weiter in diese Richtung gehen zu wollen.

Haben Sie keine Angst, wenn Sie auf dem Weg zu Ihrer Seele plötzlich Wesen oder Kräften des Himmels bzw. der Erde begegnen. Es liegt dann an Ihnen, mit diesen näher Kontakt aufzunehmen, sie um Hilfe zu bitten, egal ob es sich dabei um einen Ahnen, einen Heiligen, die Muttergottes, einen Engel oder Erzengel, Jesus Christus oder um das Göttliche selbst handelt. Es kann sich dabei auch um Naturwesen oder um Tiere handeln. Allen gegenüber sollten Sie immer dankbar und liebevoll, aber nie fordernd sein.

„Wer nicht ein wenig Leid zu ertragen weiß,
muss damit rechnen, viel zu leiden.“
Jean-Jacques Rousseau 1712 – 1778
aus „Emile“ erschienen 1762

Das Wiedererkennen der Seele heilt in so vielen Lebenslagen – auch in der Not.
Jedes Leid ist eine Herausforderung für unser Bewusstsein. Je größer die Krankheit, desto größer die Herausforderung unserer Seele, die Ursache zu erkennen, um sich bewusst zu werden, dass die Seele letztlich von der Liebe lebt. Es gehört Mut dazu, Leid zu ertragen, aber auch ebenso viel Gespür, um sich zu entwickeln, die anhaftenden Verstrickungen zu lösen, sich zu verändern.

Wie viel Leid entsteht dadurch, dass Sie sich dem Schmerz Ihrer Seele nicht stellen? Und dies häufig aus Angst vor der Wahrheit, oder auch vor der Tatsache, dass der Körper vergänglich ist und sich mit dem physischen Tod das eigene Ego auflöst?
Existenzangst oder auch die Angst vor seinen Schwächen, seinen Verletzungen, sollten nicht als Entschuldigung vorgeschoben werden, sich seiner Seele und deren Verletzungen nicht zu stellen.

Bei der Seelenarbeit und -heilung können Heiler oder ein einfühlsamer Arzt, ein Heilpraktiker, ein Priester oder gute Freunde und Partner helfen. Allein ist es aber auch möglich. Wird die Auseinandersetzung mit der eigenen Seele allerdings zu lange hinausgezögert, kann diese irgendwann keine Rücksicht mehr auf den Körper nehmen. Sie handelt dann nach dem Motto: Wer nicht hören will, muss oder „darf" fühlen. Wer seine Seele ständig belastet, aus welchen Gründen auch immer, sollte dankbar dafür sein, wenn er krank wird. Manchmal sogar so krank, dass der Betroffene in sich geht, um sein bisheriges Leben, seine Gewohnheiten zu überdenken und eventuell auch zu verändern, und um sich auf diese Weise auch um seine baldige Genesung zu kümmern. Wenn er diesen Prozess nicht als Zwang, sondern als Gnade ansieht, wird aus dem „Muss" ein „Darf".

Bei manchen Menschen führen solche Krisen dazu, dass sie liebevoller, dankbarer und gutherziger werden. Andere wiederum, die trotz ihres Leides nicht einsichtig sind, lehnen weiterhin positive Veränderungen ab. Sie beschränken sich z. B. nur auf die körperliche Pflege, behalten meist ihr Leid und nehmen ihre Prinzipien lieber mit ins Grab, anstatt sich ihrer Seele zuzuwenden, die Veränderung anstrebt, die in allen Dimensionen zu Hause ist, alles weiß und nichts vergisst.

Karma übersetze ich auch mit „dem Willen meiner Seele folgen". Jede Krankheit, jeder Zwist, jede Depression, jede Störung ist ein Hinweis darauf, dass ich mit meinem Karma hadere. Karma-Bewusstsein ist für viele Menschen Neuland und dieses erschließt sich auch nicht aus ein oder zwei Erkenntnissen.
Dazu gehört viel Vertrauen in die eigene Intuition, die Selbstbeobachtung und Vertrauen zu den Personen, von denen Sie sich begleiten lassen.

„Selig sind, die da Leid tragen;
denn sie sollen getröstet werden."
Jesus Christus

Schulmedizin

Über Schulmediziner, ihre Ausbildung, ihre Arbeitsweisen etc. ist schon so viel geschrieben worden. Daher möchte ich mich zu diesem Thema kurz halten.

Ärzte haften ihren Patienten gegenüber nicht für den Erfolg ihrer Behandlung. Auch für sie trifft zu, wie für alle im Gesundheitswesen Tätigen, dass sie kein Heilversprechen abgeben dürfen.
Ich schätze das Können, Wissen und die Wirksamkeit der Schulmedizin in bestimmten Aspekten als sehr gut, sehr hoch und unverzichtbar ein. Die Notfallmaßnahmen sowie die Notfallhilfe könnten kaum besser sein als in unseren Breitengraden, ebenso die Leistung der Chirurgen. Dennoch stoßen auch optimal ausgebildete und mit den neuesten technischen Geräten ausgestattete Mediziner bei chronischen-, Autoimmun- oder Krebserkrankungen schnell an ihre Grenzen.

Für mich klingt es sehr hart, wenn Schulmediziner zu ihren Patienten sagen: *„Sie sind austherapiert"* oder *„Sie sind unheilbar krank"*.
Besonders tragisch finde ich es, wenn davon Menschen betroffen sind, die erst durch jahrelange Einnahme von herkömmlichen Medikamenten so krank geworden sind. Denken wir beispielsweise an Antibiotika, die ihre Wirksamkeit zum Teil verlieren und durch übermäßigen Einsatz besonders resistente und aggressive Bakterienstämme hervorbringen. Oder wenn es durch die Nebenwirkungen von Pharmaka zu Schäden

kommt, die für die Schulmediziner nicht mehr behandelbar sind. Dazu gehören auch vertuschte und nicht anerkannte Impfschäden. Manchmal könnte man den Eindruck gewinnen, dass Menschen für die eingesetzten Techniken und pharmazeutischen Medikamente als Studienobjekte dienen. So müssen Krebspatienten während einer Chemotherapie große Belastungen ertragen, um dann in einer Statistik zu erscheinen, die besagt, dass mit dieser Therapie die Sterblichkeitsrate genauso groß ist wie ohne …

Die Schulmediziner erklären meist Viren, Bakterien, Pilze und Parasiten als die Ursachen von Erkrankungen, erläutern aber nur selten, warum viele Menschen, die ebenfalls mit diesen Erregern in Kontakt kommen, nicht krank werden. Auch sind Spontanheilungen für die Schulmedizin nicht erklärbar. Warum sämtliche pharmazeutischen (allopathischen) Medikamente Nebenwirkungen verursachen, wird ebenfalls kaum thematisiert. Auch weisen die wenigsten Ärzte darauf hin, dass viele Medikamente zu Abhängigkeit führen bzw. nach einer bestimmten Zeit der Gewöhnung ihre Wirksamkeit verlieren können, weil der Körper immun gegen die Wirkstoffe wird. Dies bemerkt der Patient dann meist zu spät, wenn die Krankheit schon vorangeschritten und der Bedarf an Schmerzlinderung eigentlich noch gewachsen ist.

Ich selbst lernte Schulmediziner kennen, die nichts anderes neben der Schulmedizin gelten ließen. Ich hatte oft den Eindruck, dass die Angaben der Pharmaindustrie wie eine heilige Offenbarung gehandelt wurde, die nicht infrage gestellt werden durfte – genausowenig wie die entsprechenden Statistiken und festgelegten Normwerte, die scheinbar für jeden Patienten gültig zu sein haben. Schauen Sie sich ruhig einmal das Auf und Ab von so manchen „Normwerten“ an, z. B. für Blutdruck oder Cholesterin. Die Veränderungen dieser Werte können einem verdächtig vorkommen. Könnte es sein, dass man die Werte wahllos verändert, weil man sie als zu streng empfindet bzw. die Hälfte der Bevölkerung als krank eingestuft werden müsste? Andererseits gibt es Werte, die so geändert werden, dass die Zahl der medikamentös zu behandelnden Fälle radikal ansteigt. Natürlich hat auch die Pharmaindustrie den Wunsch und das Recht, finanzielle Gewinne zu machen. Aber muss dies auf Kosten der Gesundheit unschuldiger, gutgläubiger Menschen, die eigentlich gar nicht krank sind, geschehen? Ist denn mit Geld alles zu entschuldigen?

„Die Medizin wird total von der Pharmaindustrie beherrscht“, war schon in „Der deutsche Arzt 9/1984“ zu lesen. Die Entwicklung eines Medikaments kostet mehrere Millionen Euro. Solche Summen werden aber nur investiert, wenn ein entsprechender Gewinn zu erwarten ist. All die Aktionäre wollen doch schließlich hohe Gewinne, oder? Wir können also vermuten, dass es kaum die Absicht der Pharmaindustrie sein kann, den Menschen wirklich dabei zu helfen, gesund zu werden. Sie (und alle, die von ihr abhängig sind) lebt nun einmal von Kranken – gesunde Menschen sind also in ihrem Weltbild strenggenommen gar nicht vorgesehen.

„Jedem Arzt geht es schlecht,
wenn es niemanden schlecht geht.“
Philemon von Syrakus 360 v.Chr. – 264 v.Chr.
aus „Fragmente“

Es ist mittlerweile kein Geheimnis mehr, dass jeder 15. Patient (bei den Menschen über über 40 jeder 12.) wegen der eingenommenen Medikamente bzw. der durch sie entstandenen Nebenwirkungen stationär behandelt werden musste.

„Die meisten Menschen sterben
an ihren Ärzten,
nicht an ihren Krankheiten."
Sprichwort aus Frankreich

Allerdings durfte ich auch viele Schulmediziner kennenlernen, die sich und ihren Patienten offen eingestehen, dass auch sie als Mediziner teils bewusst mit Energie arbeiten, z. B. bei der Visite bzw. bei Krankengesprächen, also quasi wie Heiler arbeiten.

„Man sollte vor allem Mensch sein
und dann erst Arzt."
Voltaire 1694 – 1778
aus „Der Mann mit den vierzig Talern"

Ich lernte auch Ärzte kennen, die zugaben: *„Selbst wenn wir Organe verpflanzen, heilen können wir nicht."* Dass sich z. B. Zellen wieder verbinden, also heil werden, liege ausschließlich an den Selbstheilungskräften des menschlichen Körpers.

„Gott lässt genesen,
der Arzt kassiert die Spesen."
Sprichwort aus Deutschland

Manche Schulmediziner bekennen sich sogar zur Geistheilung. Während meiner Heiler-Ausbildung durfte ich mit mehreren Ärzten zusammen lernen und Erfahrungen sammeln. Bei ihnen hatte ich das Gefühl, dass sie ihr Können wirklich zum Wohle und zur Genesung ihrer Patienten einsetzen. Heiler und Heilpraktiker haben den großen Vorteil, mit weniger Zeitdruck als ihre Kollegen in der Schulmedizin arbeiten zu können und weniger Druck ausgesetzt zu sein, zusätzliche Leistungen anbieten zu müssen, um auf ihre finanziellen Kosten zu kommen. Heiler und Heilpraktiker unterliegen glücklicherweise auch nicht dem Zwang, mit Krankenkassen abrechnen und so quasi jeden Behandlungsschritt rechtfertigen zu müssen.

Ich bedanke mich ganz herzlich bei allen Schulmedizinern, die mit uns Heilern zum Wohle der hilfesuchenden Menschen zusammenarbeiten und dies auch in Zukunft noch tun werden. Ich bedanke mich bei allen Ärzten, die auf der Basis ihres Wissens bisher in der Lage waren, kranken Menschen zu helfen und wünsche und hoffe auf eine gute Zusammenarbeit aller in Heilberufen Tätiger.

„Die besten Ärzte der Welt sind
Dr. Diät, Dr. Ruhe und Dr. Fröhlich."
Jonathan Swift 1667 – 1745
aus „Polite Conversation" übersetzt.

Naturheilmedizin

Heilpraktiker, von denen es momentan ca. 30.000 in Deutschland gibt, sind mittlerweile von der Bevölkerung allgemein anerkannt.
Heilpraktiker gibt es in dieser Form nur in Deutschland und bereits seit 1950 kann man sich überprüfen lassen und offiziell die Berufsbezeichnung benutzen. Hierbei unterscheidet man den Heilpraktiker für Psychotherapie, den sogenannten „kleinen“ Heilpraktiker und den sogenannten „großen“ oder „medizinischen“ Heilpraktiker.
Heilpraktiker haften ihren Patienten gegenüber nicht für den Erfolg ihrer Behandlung. Auch für sie gilt, wie für alle im Gesundheitswesen Tätigen, dass sie kein Heilversprechen abgeben dürfen.

Dem Heilpraktiker wird nach Bestehen der Überrüfung bescheinigt, dass von ihm „keine Gefahr für die allgemeine Gesundheit der Bevölkerung“ ausgeht. Zudem wurde er nachweislich darauf hingewiesen, welche Art Krankheiten zu behandeln im untersagt sind, wie z. B. Zahnbehandlungen oder Krankheiten, für die das Infektionsschutzgesetz nach § 6, 7 u. 34 zutrifft. Er ist also in der Lage, solche Krankheiten von denen, die er tatsächlich behandeln darf, unterscheiden zu können. Er hat seine Grundkenntnisse in Anatomie, Pathologie, Physiologie, Notfallsituationen, Anamnese, Injektions- und Punktionstechniken und Blutabnahme nachgewiesen. Darüber hinaus kennt er die grundlegenden Laborwerte und klinischen Untersuchungsmethoden, wie Inspektion, Palpation,

Auskultation, Perkussion, und ist mit der Überprüfung der Funktion von Organen und Körpersystemen, der Berufs- und Gesetzeskunde sowie mit der Praxishygiene, Desinfektion und Sterilisation vertraut.
Die Heilpraktiker-Überprüfung ist in den letzten Jahren allerdings so schwer geworden, dass sogar schon Ärzte durchgefallen sind. Die Durchfallquote liegt bei der schriftlichen Prüfung bei ca. 50 Prozent und nach der mündlichen haben nur ca. 20 Prozent der Anwärter bestanden.
Generell kann jeder Heilpraktiker alle Verfahren ausüben, die er gelernt hat und beherrscht, denn es gilt die Therapiefreiheit. Dies gilt für naturheilkundliche und für ganzheitliche Verfahren, wie das Anwenden von Homöopathie, Bachblüten, Schüssler-Salzen, Aromatherapien, Chiropraktik, Dornmethode, Physiotherapie, Mykotherapie, Urintherapie, Blutegelbehandlung oder Apitherapie. Dazu kommen noch Verfahren im Bereich der Rückführung, der Metamorphose, der Systemischen Therapie, der Psychokinesiologie, als NLP-Therapeut, als EFT-Therapeut nach der Phyllis-Krystal-Methode, mit Autogenem Training, mit Hypnose, mit Kinesiologie, mit Familienaufstellungen, mit Cranio-Sacral-Behandlung, mit Behandlung nach Ayurveda und anderes.
Manche Heilpraktiker arbeiten auch als Geistheiler oder mit Reiki-, Prana-Energiearbeit oder einer anderen Form der Heilenergieübertragung.

Was unterscheidet nun den Heilpraktiker von einem Arzt? Der Naturheilkundler sieht den Menschen als Ganzes und versucht von mehreren Seiten, Ursachen für Erkrankungen zu finden. Seine Behandlungsmethoden sind sanfter als die der Schulmedizin und dabei durchaus nicht weniger wirkungsvoll.

Ich persönlich bedanke mich bei allen Heilpraktikern, die mir in meinem Leben bei gesundheitlichen Störungen geholfen und mir in Seminaren, Vorträgen und Schulungen unendlich wertvolles Wissen vermittelt haben. Ich freue mich auch in der Zukunft auf regen Erfahrungsaustausch.

Heiler

Geistiges Heilen ist eine ergänzende, alternative Behandlungsmethode für alle Hilfesuchenden und sollte meiner Meinung nach gleichberechtigt neben der Schulmedizin, der Naturheilkunde und allen anderen ganzheitlich-therapeutischen Anwendungsformen stehen – und keineswegs als Konkurrenz beargwöhnt werden.
Aufgabe und Ziel ist es auch hierbei, Gesundheit zu erhalten, Heilung und Genesung im ganzheitlichen Sinne zu fördern, die Selbstheilungskräfte des Patienten anzuregen und zu stärken. Dies kann durch positive Beeinflussung oder Anregung der Lebens- bzw. der Bioenergien sowie durch Aufklärung des Einzelnen hinsichtlich seiner Eigenverantwortung innerhalb des Heilungsprozesses geschehen.

Geistig-spirituelle Heilbehandlungen können sowohl jede andere Therapie ergänzen, als auch eigenständig für sich angewandt werden und sind für jegliche Art von Erkrankung oder Befindlichkeitsstörung (bei Stress, bei körperlichen, geistigen oder seelischen Störungen) anwendbar.
Heilung und Genesung im ganzheitlichen Sinne können zu jedem Zeitpunk und in jeder Situation geschehen. Weder Anamnese noch Diagnosen sind hierfür erforderlich, denn geistige Heilmethoden wirken von sich aus, sodass die medizinisch diagnostizierte Art und Schwere einer Krankheit nicht in direkter Beziehung mit dem Ergebnis der Heilbehandlung steht.

Auch Heiler haften ihren Patienten gegenüber nicht für den Erfolg ihrer Behandlung und dürfen – wie auch Ärzte und Heilpraktiker – kein Heilversprechen abgeben. Natürlich kommt es immer einmal wieder zu spontanen Genesungen, jedoch sind Heiler keine Zauberer oder Scharlatane, was mittlerweile von ca. 65 Prozent der Bundesbürger, die sich nach einer repräsentativen Umfrage der Wickert-Institute bei einer unheilbaren Erkrankung von einem medizinischen Laien mit besonderen Fähigkeiten durchaus behandeln lassen, anerkannt wird.

Alle Heiler, in welcher Weise auch immer sie arbeiten, müssen auf der Grundlage gesetzlicher Vorschriften alle Menschen, die zu ihnen kommen, darauf hinweisen, dass das geistig-spirituelle Heilen kein Ersatz für die Behandlung durch Ärzte und Heilpraktiker darstellt. In den meisten Fällen sind sie weder Arzt noch Heilpraktiker und dürfen deshalb auch keine schulmedizinische Diagnose stellen oder gar eine Therapie empfehlen. Nach geltendem Recht ist meines Wissens aber eine gezielte Behandlung erlaubt, wenn die Diagnose von einem niedergelassenen Arzt stammt.

Ärzte oder Heilpraktiker dürfen ihre Patienten zu einen Heiler schicken, der allerdings nicht in einer Arztpraxis tätig sein darf. Er kann in seiner eigenen Praxis oder bei Hausbesuchen seine Behandlungen durchführen.

In den entsprechenden deutschen Gesetz steht u. a.: „Geistheiler darf sich nennen, wer nicht heilt“. Im ersten Moment ist man sicher etwas irritiert, wenn man aber ein wenig nachdenkt, erkennt man die dahintersteckende Weisheit.

Der größte und bekannteste Heiler in unserem Kulturkreis war wohl Jesus Christus. Auch er hat nie von sich selbst be-

hauptet, ein Heiler zu sein, sondern sagte zu den Geheilten Dinge wie: *„Dein Glaube hat dir geholfen"*, oder *„Bedanke dich beim Vater"* (dem Göttlichen).
In der Nachfolge Jesu haben Christen von Anfang an durch Berührung, also meist Auflegung der Hände, geheilt oder selbst Heilung erfahren. Jesus Christus sandte seine Jünger unter anderem auch ausdrücklich aus, um zu heilen.
Laut der Überlieferung fragten Jesus und seine Jünger die Hilfesuchenden vor dem Auflegen der Hände zumeist: *„Willst du gesund werden?"*
Durch diese Frage musste sich der Erkrankte erst einmal darüber klar werden, ob er seine Krankheit tatsächlich aufgeben wollte.
Jesus hat auch über die Ferne geheilt und seine Fähigkeiten ausdrücklich an seine Schüler weitergegeben:

„Wer an mich glaubt, der wird die Werke auch tun, die ich tue und wird größere als diese tun, denn ich gehe zum Vater."
Jesus Christus

„Was krumm ist, soll gerade werden" und „die nach mir kommen, werden noch Größeres vollbringen als ich."
„Nach mir werden andere kommen, die euch die Hände auflegen, sodass es euch besser geht."
Jesus Christus

Wenn Jesus Christus heute leben und heilen würde, hätte er wohl noch größere Probleme als zu seinen Lebzeiten. Nicht nur, weil Geistheilung in unserer Bevölkerung derzeit leider doch noch nicht so anerkannt ist, sondern auch, weil das Heilen offiziell nur erlaubt ist, wenn man eigene Räumlichkeiten oder eine Art Praxiszimmer vorweisen kann – und keineswegs, indem man durch die Lande zieht, wie Jesus es tat …

Die „Göttliche Aufrichtung an Körper, Geist und Seele“, mit der Veränderungen an Körper, Geist und Seele bewirkt werden können, ausgeführt durch Pjotr Elkunoviz und die von ihm ausgebildeten Begradigungstherapeuten, steht meiner Ansicht nach in direkter Nachfolge zu den Heilungen Christi.

Heilen mit Energie ist die natürlichste Form der Behandlung von Krankheiten und jeder Einzelnen von uns hat diese Fähigkeiten vom Göttlichen erhalten. Ich würde mir wirklich wünschen, dass sich die Menschen ihrer heilerischen Fähigkeiten immer mehr bewusst würden …
Unter Geistigem Heilen, oder Geistheilung, versteht man verschiedene religiöse, spirituelle, magische oder esoterische Methoden zur Behandlung von Störungen an Körper, Geist und Seele. Beispiele für solche Methoden sind: Handauflegen, Besprechen, Gesundbeten, Christliche Krankenheilung, Salbungen, Krankenwallfahrten, Exorzismus, Fernheilung, Schamanismus, Reiki, Prana- und Chakra-Behandlungen, Geist-Chirurgie, Behandlung mit Heilfolien, Heilsteinen, Symbolen, Kristallen und Runen, Arbeiten mit Klängen und Stimmen.

Hinweise auf geistiges Heilen finden sich seit Menschengedenken in allen Kulturen. Bereits auf Höhlenzeichnungen der Steinzeitmenschen, in alten ägyptischen Schriften, bei den Schamanen, im Christentum u. v. a. tauchten diese auf.

Man kann sogar sagen, dass der Arztberuf seinen Ursprung bei den Heilkundigen, den Heilern, den Medizinmännern, Schamanen, Druiden etc. hat.

Heiler arbeiten außer mit dem Körper und dem Geist meist immer auch mit der Seele des Menschen – was sicher Sinn macht, denn hier beginnen – nach Meinung vieler im Gesundheitswesen Tätiger – fast alle Krankheiten und ebenso auch die Heilungen.
Heiler haben hauptsächlich die Funktion, die Menschen an ihre Fähigkeit der Selbstheilung zu erinnern und diese Fähigkeiten zu erwecken oder zu fördern.
Heiler machen also dem Patienten Mut, sich selbst zu heilen. Sie suchen mit dem Betroffenen nach den Ursachen und dem Sinn der Störung, der Erkrankung.

Jedes Wunder und jede Spontanheilung muss und darf der Erkrankte selbst zulassen. Erfreut sind die Heiler über alle Menschen, die den Glauben an sich und an das Göttliche wiederfinden und diesen bewahren oder gar verstärken.
Mit der seelischen Aufarbeitung eines gesundheitlichen Problems wird der Patient in der Schulmedizin oft allein gelassen. Dabei liegen die Ursachen fast allen Leidens in uns selbst. Wenn jemand z. B. sein materialistisches Weltbild nicht aufgeben möchte, dann kann er meist auch seine Krankheit nicht loslassen und der Heiler kann nur begrenzt helfen. Wer durch Geistheilung gesund werden will, sollte sich von diesem Weltbild befreien, sonst werden seine Selbstheilungskräfte unterdrückt.
Alle Heiler haben unterschiedliche Methoden, um den Hilfesuchenden aus der Fixierung seiner Denkmuster und Blockaden herauszuhelfen, aufgrund derer sie offenbar derzeit nicht

in der Lage sind, selbstständig eine Krankheit zu überwinden.

Der Geist ist alles, kann alles, macht alles und steht über der Materie. Geistiges Arbeiten findet im Bereich der Seele statt. Daher arbeiten die Geistheiler mit einem anderen Krankheitsbild als die Schulmediziner.

Es gibt genügend große wissenschaftliche Studien, die belegen, dass Gebete helfen, doch werden diese leider von den meisten Schulmedizinern belächelt oder zumindest nicht beachtet.

Wissenschaftliche Erkenntnisse aus der Quantenphysik sowie der Photonenforschung, die Phänomene der Geistheilung schlüssig belegen und teilweise erklären, wollen viele Mediziner nicht akzeptieren.

Wie groß die Kraft und die Macht des Geistes aber tatsächlich sind, hat der Japaner Masaru Emoto auf spektakuläre Weise mit seinen gefrorenen Wasserkristallbildern nachgewiesen.

Aber nur wenige Menschen vertrauen oder akzeptieren diese Kraft, geschweige denn verwenden sie bewusst. Zahlreiche Wissenschaftler erkennen an, dass Menschen z. B. in Ausnahmesituationen durch die Geisteskraft Dinge leisten können, die normalerweise unmöglich sind. Diese Kraft des Geistes und der Seele, die keine Grenzen kennt, außer dem Göttlichen, sind in jedem von uns vorhanden. Es geht nur darum, an diese Kraftquelle heranzukommen, sie als Möglichkeit zu akzeptieren und sich darauf bewusst einzulassen.

Eine Hauptaufgabe des Gehirns und damit auch unseres Geistes ist es, seine eigene Wirklichkeit zu erschaffen. Die Fähigkeit, materiell spürbare Wirklichkeit zu erschaffen, ist eine Grundlage der geistigen Heilung. Die Wirklichkeit ist nicht immer eine Frage der „Wahrheit“, sondern vielmehr eine

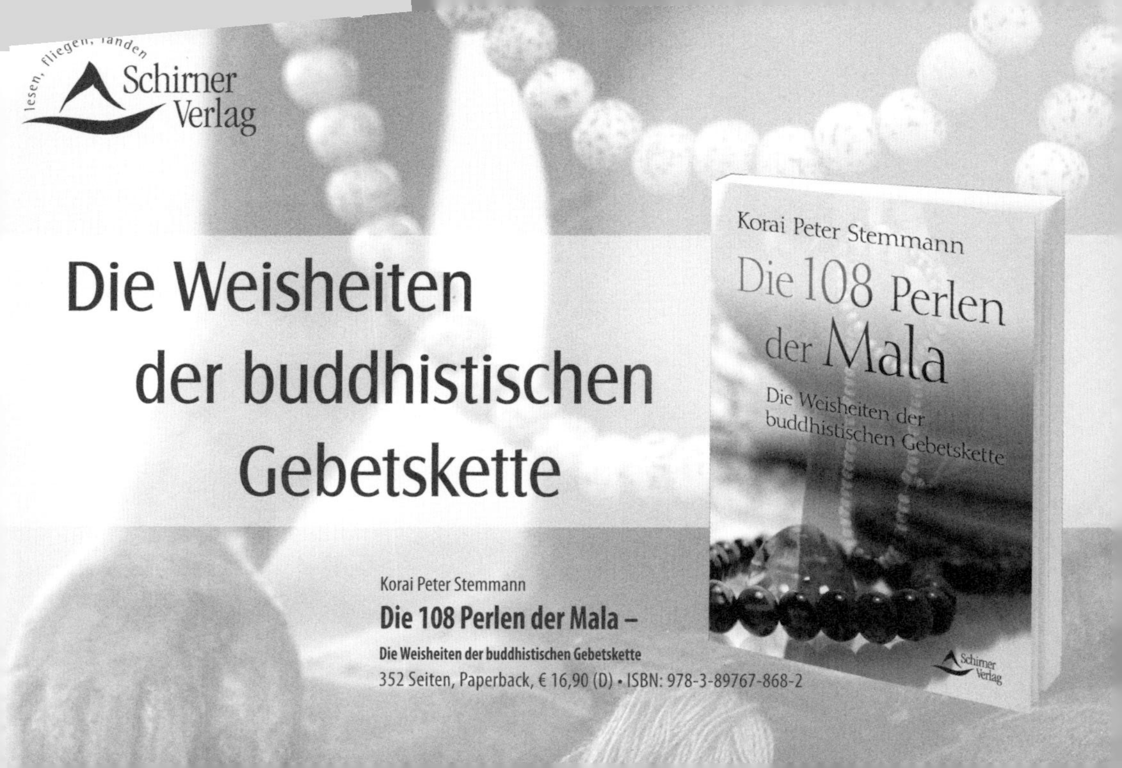
lesen, fliegen, landen
Schirner Verlag
Die Weisheiten
der buddhistischen
Gebetskette
Korai Peter Stemmann
Die 108 Perlen der Mala
Die Weisheiten der buddhistischen Gebetskette
Schirner Verlag
Korai Peter Stemmann
Die 108 Perlen der Mala –
Die Weisheiten der buddhistischen Gebetskette
352 Seiten, Paperback, € 16,90 (D) • ISBN: 978-3-89767-868-2

Alle Angaben werden vertraulich behandelt.
* Der Newsletter kann jederzeit abbestellt werden.

Name/Vorname: ______________________

Straße: ______________________

PLZ, Ort: ______________________

Telefon: ______________________

E-Mail: ______________________

Geburtsdatum: ______________________

Bitte senden Sie mir:

- ☐ weitere Informationen aus dem Schirner Verlag
- ☐ den Schirner Newsletter (nur als E-Mail*)
- ☐ das Schirner Seminarprogramm

Diese Karte entnahm ich dem Buch:

____

Würden Sie dieses Buch weiterempfehlen?

____

Vielen Dank!

Das Porto übernehmen wir für Sie!

Antwort

Schirner Verlag
Elisabethenstr. 20 – 22
D-64283 Darmstadt

der Wirkung. Wir erleben z.B. bei einem Kinobesuch nichts „Echtes“, denn alles ist nur Illusion. Dennoch genießen wir die Wirkung. Trotzdem oder deshalb? Wir gehen doch gerade wegen der Illusion ins Kino und wollen diese in vollen Zügen genießen. Mit ähnlichem Bewusstsein sollte man auch zum Heiler gehen.

Eine weitere, wunderbare Fähigkeit unseres Gehirns besteht auch darin, der Absicht Wirkung verleihen zu können. Vorteilhaft ist es, sich dem Heiler hinzugeben, mit der Bereitschaft, sich überraschen zu lassen, ihm und dem Göttlichen zu vertrauen. Um das dazu nötige Vertrauen zum Heiler herzustellen, sollte man sich eher mit dessen Charakter oder seinem Glauben befassen als mit seinen Methoden.
Dem Gehirn „genügt“ oft eine Illusion, um im Körper etwas zu bewirken, eine Blockade aufzulösen. Es bedarf nicht immer einer realen Handlung, wie z. B. einer Chemo- oder Strahlentherapie, um Gehirnfunktionen in Gang zu setzen.
Das weiß mittlerweile auch die Wissenschaft.

„Wer heilt, hat Recht.“ Jedem sollte erlaubt sein, die Hilfe in Anspruch zu nehmen, von der er überzeugt ist, dass sie ihm guttut. Geistiges Heilen ist nach meinen Erfahrungen eine harmonische, harmlose und absolut ungefährliche Methode. Die Nebenwirkungen, die hierbei auftreten können, sind leichte Erstverschlimmerungen sowie die Tatsache, dass einige Menschen tatsächlich ihr Leben verändern, was aber letztlich dazu beiträgt, die Ursachen der Störungen zu beseitigen.
Es gibt drei Wege, bzw. Ebenen, auf denen man heilen oder geheilt werden kann: die physische, die psychische und die spirituelle.

Jedes Lebewesen, also auch der Mensch, hat die Fähigkeit zu heilen, sich selbst und andere. Die höchste Stufe des Heilens könne man auch als die „Freiheit von allem Unglück" definieren.

Wenn Sie also Ihre Willenskraft dahingehend trainieren, Ihre Selbstheilungskräfte zu aktivieren, ist dies doch sicherlich ein weitaus effektiverer Weg als wahllos Medikmente zu schlucken. Ich bin bestimmt nicht gegen Medikamente, wenn sie Krankheiten heilen können. Aber besser ist es doch, vorbeugend etwas zu tun, um erst gar nicht zu erkranken.

Ich persönlich bedanke mich bei allen Heilern, die mir in meinem Leben bei gesundheitlichen Störungen geholfen haben. Besonderer Dank gebührt all denen, die mir ihr Wissen durch Vorträge, Seminare und Schulungen weitergegeben haben. Nicht vergessen möchte ich alle, die es in Zukunft noch tun oder zu einem Erfahrungsaustausch bereit sein werden.

Meine Art der Geistheilung

Als Geistheiler arbeite ich mit der unendlichen Kraft und Energie des Göttlichen, mit dieser bedingungslosen und zeitlich unbegrenzten Liebe zu uns allen und zu jedem Einzelnen. Diese Liebe beinhaltet die universelle Energie mit der heilenden Kraft von Jesus Christus und Mutter Erde, ebenso, wie die liebevolle Unterstützung aller Avatare, Yogis und Propheten, die des Heiligen Geistes, der Erzengel und aller anderen Engel. Verbunden ist diese Kraft mit der Stärke der Heiligen aller Religionen und aller anderen Wesen und Kräfte des Himmels sowie der Erde, einschließlich der Hilfe aller Verstorbenen.

Ich setze dies alles ein, um in den Menschen wieder Harmonie und Gleichgewicht in Verbindung mit Ruhe und Frieden für Körper, Geist und Seele herzustellen. Dies biete ich allen Menschen an, die den Weg zu mir finden, mit dem Ziel, die Selbstheilungskräfte, den inneren Arzt, die universelle Lebensenergie im eigenen Inneren zu aktivieren. Es ist eine ganzheitliche Behandlung, mit deren Hilfe sich der „Göttliche Plan" für den Hilfesuchenden umsetzen lässt und dem Menschen dabei helfen soll, sich selbst zu erkennen und sich eigenverantwortlich heilen zu können.

Ich kombiniere die eigentliche Geistheilung mit einer ganzheitlichen Lebensberatung. Dies ermöglicht meinen Klienten, mögliche Ursachen und den Sinn von Störungen bewusst zu erkennen, damit er diese, durch Änderungen an sich selbst und seinen Lebensgewohnheiten, eigenverantwortlich beheben kann. Dabei beachte ich karmische Faktoren, Traumata, Fremdbeeinflussungen, Besetzungen und viele andere Aspekte.

Für viele Menschen, die zu mir kommen, stellt diese Behandlungsart den sprichwörtlichen letzten Strohhalm dar, weil sie an unheilbaren oder chronischen Krankheiten leiden und somit aus schulmedizinischer Sicht als „austherapiert" bezeichnet werden.
Sinnvoll wäre es meiner Meinung nach, wenn mehr Menschen bereits zur Vorbeugung von Störungen oder Krankheiten den Weg zu einem Heiler finden würden. Nur wenige Menschen nehmen derzeit die Möglichkeit wahr, sich bei sogenannten „Kleinigkeiten" einen Heiler aufzusuchen.
Zu meiner Arbeit gehört z.B. auch das Entstören von Handys, Autos, Arbeitsplätzen, Wohnungen, Häusern und meine Hilfe als Begradigungstherapeut nach Pjotr Elkunoviz.

„Was immer du tust, ist unbedeutend;
aber es ist sehr wichtig, dass du es tust."
Mahatma Gandhi

Meine Vision, an deren Realisierung ich arbeite:

- Heiler arbeiten mit Schulmedizinern und Heilpraktikern gleichberechtigt zum Wohl der hilfesuchenden Menschen zusammen.
- Alle Heilmethoden stehen jedem Hilfesuchenden gleichwertig zur Verfügung.
- Menschen lernen, sich zu verändern und vorbeugend etwas zu unternehmen, um gar nicht erst zu erkranken.

- Betroffene kommen rechtzeitig z. B. zum Heiler und nutzen diesen nicht nur als „letzten Strohhalm“, denn je früher der Behandler mit seiner Arbeit beginnen kann, desto schneller tritt bei den Menschen eine Veränderung ein.
- Immer mehr Menschen werden sich bewusst, wie wichtig es ist, Vertrauen und Liebe zum Göttlichen, zu sich selbst und allen anderen herzustellen und zu festigen.
- Alle Kranken nehmen die Aufgaben ihres Lebens dankbar an, denn das Göttliche sendet uns nur, was wir, jeder Einzelne von uns, für seine Entwicklung jeweils benötigt.

Selbstheilung

Das Göttliche gab jedem Einzelnen von uns die Fähigkeit, sich selbst und andere zu heilen. Der Heilungsprozess wird oft schon dadurch in Gang gesetzt, dass der Erkrankte in sich selbst bzw. an seinen Lebensgewohnheiten etwas ändert. Diese Tatsache nutzen viele Heiler, Heilpraktiker und mittlerweile auch schon so mancher Schulmediziner.
Wer bezüglich seines Heilungsprozesses der Meinung ist, der Arzt bzw. dessen Methoden hätten ihn gesund gemacht, ist sich seiner eigenen Göttlichkeit in Form der Selbstheilungskraft nicht bewusst. Ein Arzt kann operieren, ja sogar Organe verpflanzen – der Heilungsprozess, das Verbinden der Zellen oder die Regeneration von Gewebe kann allerdings kein Arzt der Welt und keine Medizin in die Wege leiten – diese können allerhöchstens den natürlichen Heilungsprozess unterstützen.

„Jedes Lebewesen hat die Fähigkeit,
sich selbst zu heilen.
Selbstheilung ist kein Wunder,
Selbstheilung ist ein natürlicher Prozess
in der Beziehung zwischen dem Körper
und der unendlichen Kraft der Seele."
Anne Hübner

Meiner Meinung nach sind alle Menschen Heiler. Beobachten Sie einmal bewusst, wie mit einem verletzten kleinen Kind umgegangen wird: Man nimmt es in den Arm, tröstet es, pu-

stet auf die schmerzende Stelle oder streichelt einfach darüber. Der Schmerz verschwindet in den meisten Fälle von selbst.
Ob wir die Gabe zu heilen in geringem, normalem oder hohem Maße besitzen, erfahren wir am ehesten, wenn wir uns mit ihr beschäftigen, mit ihr arbeiten, sie trainieren oder uns gezielt ausbilden lassen.
Wenn anerkannt ist, dass der Mensch sich letztlich nur selbst heilen kann, ist dann nur noch die Frage, welche Methoden oder welche Hilfsmittel wir nutzen, um diesen Selbstheilungsprozess einzuleiten.
Bei manch einem werden die Selbstheilungskräfte durch eine Behandlung im Krankenhaus, durch Medikamente, durch teure Instrumente aktiviert. Bei anderen dagegen werden die Symptome schon gelindert, wenn ihnen ein alter Kräuterkundiger einen seit Urzeit überlieferten und besonders angerührten Kräutertee zu trinken gibt. Auch das Verweilen vor Wunder wirkenden Gnadenbildern oder das Berühren heiliger Gegenstände, das Trinken von Wasser aus heilwirkenden Quellen (Lourdes oder anderen Wallfahrsorten) können spontane Heilung oder Linderung bewirken.
Wer die tatsächliche Wirkung solcher spiritueller Methoden per se infrage stellt, der hat die Einzigartigkeit eines jeden einzelnen Menschen sowie dessen jeweiligen Wissens- und Erfahrungsstand nicht berücksichtigt.
Vielen fällt es schwer, an Wunder und übersinnliche Heilkräfte zu glauben, vor allem, wenn ihr Weltbild eher rational ausgerichtet ist bzw. sie sich an dem orientieren, was „der allgemeine Menschenverstand“, die allgemeine Auffassung besagt, was „falsch“ und was „richtig“ ist. Aber ein jeder von uns kann an dieser festgefahrenen, übernommenen Haltung etwas ändern – und kann sicher sein, dass Gott bei der Veränderung hilft.

„Neue Gedanken sind neues Leben."
Prentice Mulford 1834 – 1891

Heilung will gelebt sein.
Man kann häufig beobachten, dass Menschen, die nach einer Genesung gesund bleiben, ihr Leben verändert haben. Diese Veränderung der äußeren Umstände kann Ihnen weder ein Heiler noch ein Arzt abnehmen, den Willen dazu und die Einsicht muss in der Tat jeder selbst aufbringen, denn innere Überzeugung und Glaube sind es, die den Heilungsprozess in Gang bringen. Durch das, was er tut, fühlt und denkt bzw. die Art und Weise, wie er sein Leben gestaltet, erschafft der Mensch seine körperliche, geistige und seelische Gesundheit.
Es kann vorkommen, dass jemand die Räume eines Arztes, Heilpraktikers oder Heilers als geheilt verlässt, im Laufe der Zeit aber (oft durch Gespräche mit anderen) an seiner wahren Genesung ins Zweifeln gerät und nach dem Motto „Was nicht wahr sein kann, ist auch nicht wahr" wieder erkrankt. Erst, wenn sich eine solche Person ihrer eingefahrenen Glaubensmuster bewusst wird und diese – meist nach einem nochmaligen Besuch beim Heiler oder Arzt – entsprechend zu ändern versucht, kann sie auf Dauer genesen und ihre Gesundheit erhalten.

Es wäre schon viel gewonnen, wenn

- die unterschiedlichen Therapien gleichberechtigt nebeneinander zur Verfügung stehen würden,
- jeder Vertreter einer Therapieform die der anderen tolerieren und respektieren würde,
- jeder Mensch die Möglichkeit hätte, sich über alle Me-

thoden zu informieren, um im Ernstfall für sich die zu seinem Zeitpunkt optimale herauszufinden,

- jemand, der zur Mobilisierung seiner Selbstheilungskräfte Hilfe benötigt, frei unter allen Möglichkeiten wählen könnte.

Eine oder mehrere der Heilungsmethoden der „geistigen Art" anzuwenden ist auch eine Frage des Glaubens und des Mutes, etwas zu tun, was (noch) nicht alle tun.

„Wenn ich an etwas glaube, habe ich auch den Mut,
es anzuwenden, es zu tun."

„Wenn es einen Glauben gibt,
der Berge versetzen kann,
so ist es der Glaube an die eigene Kraft."
Marie von Ebner-Eschenbach 1830 – 1916

Warum vertrauen so viele gläubige Menschen, sobald es um ein gesundheitliches Problem geht, dem Arzt mehr als Gott? Warum raten so viele Glaubensvertreter ihren Mitmenschen, sich bei Krankheiten vorrangig an die Schulmedizin zu wenden, anstatt ihr Vertrauen in den allmächtigen, alles beherrschenden, alles vergebenden und alles heilenden Gott zu stärken? Glaubt niemand mehr an die Kraft des Gesundbetens?

„Nach mir werden andere kommen,
die euch die Hände auflegen,
auf dass es euch danach besser geht."
Jesus Christus

Buddha Shakyamundi hat Folgendes zur Ermittlung von Wahrheit gesagt:

„Glauben Sie an nichts, nur weil Sie es gehört haben.
Glauben Sie nicht einfach an Traditionen,
weil sie von Generationen akzeptiert wurden.
Glauben Sie an nichts,
nur aufgrund der Verbreitung durch Gerüchte.
Glauben Sie nie etwas,
nur weil es in Heiligen Schriften steht.
Glauben Sie an nichts,
nur wegen der Autorität der Lehrer
oder älterer Menschen.

Aber wenn Sie selber erkennen,
dass etwas heilsam ist und
dass es dem Einzelnen und allen zugute kommt
und förderlich ist, dann mögen Sie es annehmen
und stets danach leben."

Gedanken von Paramahansa Yogananda (1893 – 1952):

„Macht von euren schöpferischen Fähigkeiten Gebrauch,
um in allem, was ihr unternehmt,
erfolgreicher zu sein.
Helft euch selbst und lernt,
alle euch von Gott verliehenen Kräfte
richtig zu gebrauchen.
Plant eure kleinen Vorhaben richtig und
führt sie dann entsprechend aus.

Auf diese Weise werdet ihr
schließlich auch eure
großen Träume verwirklichen können.
Freut euch jedes Mal,
wenn eure kleineren Wünsche erfüllt werden;
denn das ist ein Zeichen dafür,
dass sich später auch
die großen Träume eures Lebens
erfüllen lassen.
Unglück wird durch Fehlschläge bewirkt.
Dauerhaftes Glück könnt ihr nur dann erlangen,
wenn ihr euch durch nichts auf dem Weg
zum Erfolg aufhalten lasst.
Gott wird euch helfen,
wenn ihr euch selber helft,
gleichzeitig aber betet zu Ihm,
dass er euch in all euren Bemühungen
unterstützen möge."

Selbstheilung durch Veränderung

Entwickeln Sie Ihre Fähigkeit zur Intuition. Nehmen Sie sich Zeit zum Träumen und Fantasieren. Hören Sie auf Ihre innere Stimme. Warum müssen wir von klein auf darauf trainiert werden, rationale und berechenbare Wesen zu werden?

„Wenn jemand Gesundheit sucht,
frage ihn erst,
ob er auch bereit ist,
zukünftig alle Ursachen
seiner Krankheit zu meiden,
erst dann darfst du ihm helfen."
Sokrates 470 – 399 v.Chr.

Als erstes könnten Sie Ihre Ernährung genauer unter die Lupe nehmen. Wussten Sie, dass zu viel Eiweiß, besonders aus tierischen Produkten, und reichlich Kohlenhydrate Ihren Körper übermäßig belasten und Fettzellen mästen?
Sich falsch zu ernähren bedeutet, zu viel oder zu wenig zu essen, wie z. B. zu viel tierisches Eiweiß oder zu wenig Ballaststoffe, Vitamine, Mineralstoffe und Spurenelemente. Nahrungsmittel sind oft denaturiert, d.h. künstlich verändert und mit Farbstoffen, Konservierungsmitteln oder Geschmacksverstärkern versetzt. Dass unsere Nahrungsmittel durch Bestrahlungen, Konservierungs-, Dünge- und Schädlingsbekämpfungsmittel sowie die verschiedenen pharmazeutischen Zusatzstoffen im Tierfutter regelrecht vergiftet werden, ist hinlänglich bekannt.

Warum nehmen wir Verbraucher dies eigentlich alles so hin? Sie wissen, dass jeder Körper seine individuelle Schmerzgrenze hat. Warum warten Sie mit der Umstellung Ihrer Ernährung so lange, bis sich Ihr Körper mit massiven Störungen meldet?

Viele Menschen nehmen Vitamine in Form von synthetischen Produkten ein. Doch die Wissenschaft hat inzwischen festgestellt, dass industriell hergestellte Vitamine, wie z. B. Vitamin C, zwar vom Aufbau her mit dem natürlichen identisch ist, unser Körper allerdings nur das natürliche Vitamin C verarbeiten kann. Es ist auch bekannt, dass ein einzelner Wirkstoff sich nicht mehr vollkommen entfalten kann (oder sogar das Gegenteil bewirkt), wenn er aus seinem natürlichen Verbund extrahiert wird. Die chemische Variante des Vitamin C belastet zudem bei der Ausscheidung unsere Nieren.

Wollen wir Verbraucher solche Lebensmittel? Tun wir uns damit wirklich etwas Gutes? Wo finden wir die veröffentlichten wissenschaftlichen Untersuchungen, in denen aufgeführt ist, wie diese veränderten Lebensmittel von unserem Körper verarbeitet werden? Was diese belasteten Nahrungsmittel in den chemischen und physikalischen Abläufen unserer Körper verändern? Welche Organe durch sie besonders in Mitleidenschaft gezogen werden?

„Wir leben nicht, um zu essen;
wir essen, um zu leben."
Sokrates 470 – 399 v. Chr.

Haben Sie sich je schon einmal gefragt, warum in unserer so hochentwickelten Kultur so viele Krankheiten existieren, die in anderen, nicht so hochentwickelten Kulturen gar nicht oder sehr viel seltener vorkommen?
Natürlich sind unsere Gene, die Chromosomen veränderbar, sonst hätte sich der heutige Mensch nicht weiterentwickeln und anpassen können. Wollen wir alle wirklich diesen hohen Preis der Anpassung an diese doch für uns und von uns veränderten Lebensmittel mit der Gesundheit von so vielen Menschen bezahlen?
Dazu kommen noch die chemischen Geschmacksverstärker, wie Glutamat, Farbstoffe, etc. Wollen wir das wirklich weiterhin alles essen? Wer kennt noch nicht die Empfehlung vieler Hautärzte, die da lautet: „Meiden sie alle Milch- und Getreideprodukte und 80 Prozent aller Allergien sind verschwunden."

„Es ist nicht genug zu wissen,
man muss es auch anwenden;
es ist nicht genug zu wollen,
man muss es auch tun."
Johann Wolfgang von Goethe 1749 – 1832
aus „Wilhelm Meisters Wanderjahre"

Viele von uns finden es vorteilhaft, immer weniger für ihre Lebensmittel, d.h. doch eigentlich ihre „Mittel zum Leben", bezahlen zu müssen.
Dabei dürfte inzwischen allen bekannt sein, dass biologisch angebaute Lebensmittel teurer sind, schon allein deshalb weil auf der gleich großen Anbaufläche unter biologisch einwand-

freien Bedingungen ein geringerer Ertrag zu erzielen ist. Sicher ist aber auch, dass wir von biologischen Lebensmitteln weniger zum Leben benötigen als von den herkömmlichen, um satt und versorgt zu sein. Es bezweifelt auch niemand, dass wir über biologische Produkte weniger Schadstoffe aufnehmen als über konventionell hergestellte.

„Lasst eure Nahrungsmittel eure Heilmittel sein
und eure Heilmittel eure Nahrungsmittel.“
Hippokrates von Kos 460 – 370 v.Chr.

Schon meine Großmutter sagte zu mir: *„Kau alles hundert Mal!“* Damals habe ich oft darüber gelächelt und den Rat nur selten befolgt. Wenn ich heute bedenke, wie viele Menschen ihre Nahrung hinunterschlingen, die Nahrungsaufnahme offensichtlich nur als notwendiges Übel sehen, wundere ich mich über so viele Erkrankungen, die mit dem Verdauungstrakt zusammenhängen, nicht mehr. Das gründliche Kauen und damit das Vermischen mit unserem Speichel ist nun einmal sehr wichtig für die optimale Aufnahme der Nährstoffe.

„Die Speise, die du in dich aufnimmst,
muss zuerst von den Zähnen gut verarbeitet werden,
je gründlicher, desto besser;
denn gut gekaut ist halb verdaut.“
Sebastian Kneipp 1821 – 1897

Lassen Sie sich bezüglich Ihrer Ernährung beraten – auch wenn Sie der Meinung sind, dass diese momentan schon op-

timal sei. Sie können sich natürlich auch auf diesem Gebiet ausbilden lassen, z. B. kinesiologisch, sodass Sie schon beim Einkaufen und zubereiten der Speisen austesten können, was für Sie und Ihre Lieben im Moment das Optimale ist.
Noch wichtiger als die Aufnahme fester Nahrung ist das ausreichendes Trinken der richtigen Flüssigkeit. Unser Körper besteht idealerweise zu zwei Dritteln aus Wasser, in dem unsere Zellen leben, und das ständig erneuert werden muss. Ich gehöre nun nicht zu denen, die jedem pauschal empfehlen, zwei bis drei Liter Wasser täglich zu trinken, denn zu viel Trinken belastet unsere Nieren. Ich habe sehr gute Erfahrung mit der Faustformel „30 ml je kg Körpergewicht" gemacht. Demnach sollten also täglich bei einem Körpergewicht von 70 kg etwa 2,1 Liter Flüssigkeiten (ausgenommen Kaffee, Schwarztee und Alkohol) aufgenommen werden.
Aus der ayurvedischen Lehre können wir übernehmen:
Trinken vor dem Essen: der Mensch wird gesund.
Trinken während des Essens: der Mensch nimmt zu.
Trinken nach dem Essen: der Mensch nimmt ab.

„Sei du selbst die Veränderung,
die du dir wünschst für diese Welt."
Mahatma Gandhi 1869 – 1948

Auch uns selbst, unsere Einstellungen und Vorstellungsweisen, sollten wir überdenken, wenn wir uns zum Positiven hin entwickeln wollen.

- Wenn Sie geliebt werden wollen, sollten Sie zuerst damit anfangen, sich selbst und alle anderen zu lieben, besonders die, die Ihre Liebe benötigen.

- Bevor Sie von anderen erwarten, dass sie zu Ihnen aufrichtig sind, sollten Sie selbst zu allen anderen aufrichtig sein.
- Wenn Sie wollen, dass andere Mitgefühl für Sie zeigen, dann sollten auch Sie mit allen anderen Menschen und Wesen mitfühlen.
- Wenn Sie wollen, dass man Sie achtet, sollten Sie schon vorher allen anderen – unabhängig von Alter oder Erfolg – Achtung entgegenbringen.
- Wenn Sie sich mit anderen treffen, sollten Sie nicht so viel über sich selbst reden, da jeder gerne über sich spricht. Besser für den anderen ist, ihn reden zu lassen und dabei zu lernen, ein guter Zuhörer zu sein. Wenn sie Ihnen ihre Probleme und Ansichten mitteilen, bewerten Sie diese nicht, achten Sie sie vielmehr. Äußern Sie Ihre persönliche Meinung zu allem, wenn es gewünscht wird. Erwecken Sie aber nie den Eindruck, dass der andere nun Ihre Meinung zu seiner Meinung machen soll. Überlassen Sie es bitte ihm, stellen Sie ihm frei, sich aus all seinen Erfahrungen und seinem Wissen seine persönliche Meinung bilden zu können.

Ein Grundsatz für Sie sollte sein oder werden:

„Alles, was Sie von anderen erwarten,
sollten Sie zuerst selbst geben.“

Träume, auch Tagträume, Wunschbilder zulassen, wieder bewusst anzunehmen, sich Zeit dafür nehmen, zu seinem Inneren, zu seiner Seele wieder mal Kontakt aufnehmen, ist bestimmt ein Weg zu sich selbst.

Denken Sie auch über Ihre Träume nach, warum sie entstanden sind, was sie uns zeigen wollen. Was wir tun können, um diese Wunschbilder etc. in Erfüllung gehen zu lassen? Können Sie unterscheiden, ob es nur Trugbilder sind oder ob sie eine Prüfung für Sie darstellen sollen? Geben sie Ihnen vielleicht ein neues Ziel vor? Wenn ja: Wollen Sie es verfolgen, es als Ihr Ziel annehmen, oder erscheint es Ihnen zu schwer, zu mühsam, es zu erreichen? Denken Sie überhaupt darüber nach, das Ziel zu erreichen? Welche Fähigkeiten sind Ihnen bereits bekannt und welche nutzten Sie? Welche Ihrer Fähigkeiten brauchen Sie oder hätten Sie gerne, die Ihnen noch nicht bekannt sind? Welche Veränderungen in Ihnen und um Sie herum sind notwendig, um Ihr Ziel zu erreichen?

„Viele Menschen schwimmen
mit dem Strom.
Wer aber zur Quelle will,
muss gegen den Strom schwimmen.“
Hermann Hesse 1877 – 1962

Selbstheilung durch körperliche Bewegung

Aus der Schule wissen wir: Unser Skelett wird von Muskeln zusammengehalten und die brauchen Bewegung. Wenn einzelne Muskeln oder Muskelgruppen nicht bewegt werden, dann verkümmern sie bzw. bilden sich zurück, was bis zur Versteifung führen kann.

Viele Erkrankungen des Unterleibs lassen sich auf einen abgesenkten Beckenboden zurückführen. Leider wird bewusste Beckenbodengymnastik meist nur während der Schwangerschaft und bei der Gymnastik für ältere Menschen geübt. Dabei gibt es ganz einfache Übungen, die im Stehen, Sitzen und Liegen ausführbar sind.
Im Sitzen könnte das so geübt werden:
Sie setzen sich auf Ihre nach oben gerichtete Handflächen. Wenn Sie nun den Po etwas bewegen, bemerken sie die Sitzbeinhöcker, zwei Knochen auf ihren Fingern. Nun spannen Sie den Beckenbodenbereich an. Sobald Sie das Gefühl haben, dass die beiden Knochen sich bewegen und ihre Wirbelsäule dabei gestreckt wird, bewegen Sie den Beckenbodenmuskel richtig. Wenn Sie also in Zukunft an einer roten Ampel oder an der Supermarkt-Kasse warten müssen, ärgern Sie sich nicht, sondern nutzen Sie die Zeit, um Ihren Beckenbodenmuskel zu trainieren.

Welche Bewegungs- bzw. Sportart die optimale für Sie ist und mit welchem Zeitaufwand Sie diese ausüben sollten, kann

man nicht pauschal sagen. Sie können sich allerdings von Fachleuten beraten lassen.
Dabei sollten unterschiedliche Gesichtspunkte mit einbezogen werden, wie z. B.:

- Welche Bewegungen führen Sie mit welchen Intensität bereits in Ihrem Alltag aus (im Haushalt oder im Beruf)?
- Welchen Belastungen ist Ihr Körper regelmäßig ausgesetzt, wie z. B. langes Stehen oder langes Sitzen?
- Welche einseitigen Bewegungen belasten Ihren Körper?
- Welche Schwach- und Schmerzstellen sind Ihnen bereits bekannt?
- Wie ist Ihr derzeitiger körperlicher Zustand bzw. wie „fit" sind Sie?
- Welche Muskeln wollen Sie gezielt aufbauen bzw. entlasten?
- Was ist Ihr Ziel? Was wollen Sie erreichen?
- Wie viel Zeit sind Sie bereit zu investieren?

„Erfolg hat nur, wer etwas tut,
während er auf den Erfolg wartet."
Thomas Alva Edison 1847 – 1931

Um zu verhindern, dass bestimmte Muskelgruppen zu wenig gefordert werden bzw. verkümmern, gibt es oft ganz einfache, leicht in den Alltag zu integrierende Tricks: Anstatt sich teuere Einlagen oder bestimmte Trainingsgeräte zuzulegen, könnte man einfach nur auf gesundes Schuhwerk achten und bei jeder sich bietenden Gelegenheit barfuß laufen. Auch wenn wir längere Zeit sitzen, ob im Büro oder zu Hause, können wir die Muskeln unserer Füße und Beine trainieren, indem wir versuchen, kleinere Gegenstände (Bänder, Murmeln, Klötzchen) mit den Zehen zu greifen.

„Selbst ein Weg von 1 000 Meilen
beginnt mit dem ersten Schritt."
Laotse 6 Jh. v. Chr.

Wer kennt nicht ältere Menschen, die körperlich frisch und gesund sind? Es sind Menschen, die ihren Körper, ihren Geist und ihre Seele immer schon trainiert haben, sich regelmäßig bewegen und sowohl körperlich als auch geistig fordern – und sei es nur, dass sie beim Sitzen eine gerade Haltung einnehmen.

Bewegung ist sehr wichtig, bedeutet Leben und ohne Bewegung gibt es dieses nicht. Je mehr sie sich bewegen, umso mehr Kraft steht Ihnen für Ihr Leben zur Verfügung. Aber wir sollten nicht nur an die körperliche Bewegung denken, sondern auch an die seelisch-geistige.

„In der Bewegung erkenne
dein Voranschreiten,
bewege dich daher viel,
und das Ziel
kommt auf dich zu!"
Anne Hübner

Übungen und Bewegungen haben das Ziel, unsere Gesundheit zu erhalten oder zu verbessern. Gesund zu werden oder zu bleiben, sollte stets unser größtes Anliegen sein. Wenn wir mit bestimmten Übungen beginnen, können wir nicht erwarten, dass wir diese von Anfang an perfekt beherrschen. Grundsätzlich sollten wir nur solche Übungen bzw. Sportarten betreiben, die zu uns passen und uns Spaß machen bzw. sollten wir dabei immer daran denken, dass nur wir selbst für unsere Einstellung und unsere Gefühle verantwortlich sind. Wenn Sie also nicht gleich nach einem Tag oder einer Woche Erfolg verspüren, dann eben erst nach einem Monat. Nur wenn wir immer wieder an unsere Grenzen stoßen, können wir uns auf lange Sicht verbessern.

„Es ist noch kein Meister
vom Himmel gefallen,
aber geworden sind es viele."
Volksweisheit

Muskelzittern, leichte Schmerzen, Schwitzen und Ähnliches sind ganz normale Reaktionen des Körpers und zeigen uns, dass wir diesen Muskel schon lange nicht mehr gefordert haben und zudem, dass nun das eigentliche Training, der Aufbau bzw, die Stärkung des Muskels erst beginnt.
Schmerzen, die auftreten, können wir umleiten oder infrage stellen, oder aber in Kommunikation mit dem jeweiligen Muskel treten, wie z. B. „Ich tue es für euch, für dich. Du spürst, ich stärke dich mit dieser Übung".
Es ist sinnvoll, als Erstes die geistigen Grenzen, Schranken und Blockaden im Kopf zu lösen, wie: „Das konnte ich noch nie und werde es auch nie können. Ist mir zu schwer, zu langweilig. Dazu bin ich zu alt, zu wenig gelenkig …"
Mit Gedanken wie „Bewegung macht Spaß, ist gut für mich,

hilft mir, meine Beschwerden zu lindern, ist wichtig, damit ich gesund bleibe“ unterstützen Sie Ihre Vorhaben und erkennen zudem, wie Sie mit Ihren Gedanken den Körper stärken oder schwächen können.

„Man kann dir den Weg weisen,
gehen musst du ihn selbst.“
Bruce Lee 1940 – 1973

Disziplin, wie z. B. festgelegte Übungszeiten, ist vor allem am Anfang fast immer notwendig und hilft dabei, den „inneren Schweinehund“ zu überwinden.
Die Reihenfolge der Übungen sollte abwechslungsreich sein. Besonders gut ist es, wenn zwischen zwei körperlichen eine geistige Übung vollzogen wird.
Neue Übungen sollten regelmäßig eingebaut werden, damit Muskeln nicht zu einseitig trainiert werden und eine gewisse Abwechslung gewährleistet wird. Zu diesem Zweck können Sie auch immer mal wieder die Reihenfolge ändern oder bestimmte Übungen nur an gewissen Tagen machen. Bedenken Sie auch, dass Übungen, die regelmäßig über längere Zeit ausgeführt werden, irgendwann ihre Wirkung verlieren.
Ein sehr vielseitiges und auch für Anfänger hervorragend geeignetes Gerät ist ein medizinisches Trampolin, das Sie fast überall benutzen können.

„Untätigkeit schwächt, Übung stärkt,
Überbelastung schadet.“
Sebastian Kneipp 1821 – 1897

Übungen, die dem natürlichen Bewegungsablauf entsprechen, wirken besonders positiv auf den Geist. Vor allem das Laufen (Joggen, Nordic Walking) wird von vielen wegen seiner stressabbauende Wirkung geschätzt.
Optimal ist es, wenn wir uns beim Training nicht auf den Körper, sondern zugleich auch auf Seele und Geist konzentrieren, um diese in Harmonie miteinander zu bringen.
Wer seine volle Bewegungsmöglichkeit auslebt, lebt auch seinen Geist aus. Wird der Geist gelockert, geschieht dies auch mit den Muskeln – und umgekehrt.

Bei Übungen mit Geräten richtet sich unser Bewusstsein hauptsächlich auf diese, während unsere Muskeln, um die es ja eigentlich geht, sowie der geistige Aspekt der Übung leicht in Vergessenheit geraten. Das Gleiche passiert, wenn Sie z. B. im Fitness-Studio nebenbei fernsehen oder innerlich schon bei der nächsten Übung sind, statt sich auf diejenige zu konzentrieren, die Sie gerade, im Moment üben.

Wichtig ist zudem, dass wir uns nicht zum Sklaven unseres von uns selbst auferlegten Trainingsprogramms machen oder gar in eine Art Abhängigkeit oder ein zwanghaftes Verhalten abgleiten. Vielmehr sollten wir aus freiem Willen erkennen, wie wichtig Abwechslung und Veränderungen für unseren Körper, unseren Geist und unsere Seele sind und aus Freude und Überzeugung ans Werk gehen.

Wir sollten die folgende Weisheit in uns verankern:

„Alles, was ich tue, ist wichtig, nichts ist unwichtig.
Alles, was ich tue, geschieht bewusst und freudig.“

Hier ist kein Platz für „versuchen" oder „probieren", denn wir tun alles mit voller Absicht, damit es gelingt.

Eine weitere Affirmation:

„Wir sind immer am richtigen Ort,
zur richtigen Zeit und tun genau das Richtige und Wichtigste
für uns jetzt in diesem Augenblick."

Selbstheilung durch geistige Bewegung

Sind Sie offen für Unbekanntes?
Glauben Sie, dass Sie sich verändern könnten?
Sind Sie bereit, mutig voranzugehen und etwas Neues zu wagen?
Wollen Sie sich mehr Freiraum und Abwechslung verschaffen?
Wollen Sie sich die Fähigkeit, ganz neue Wege zu gehen und leicht Neues zu erschließen, aneignen?

Jeder Mensch kann entweder ein Teil seines Problems sein – oder ein Teil der entsprechenden Lösung. Es liegt wirklich nur an Ihnen, sich für das eine oder das andere zu entscheiden. Zum Beispiel ein Weg heraus aus dem Problem – der Krankheit und/oder dem Schmerz und/oder dem Leid – ist es, daraus ein Projekt zu machen.
Und ein Projekt ist kein Problem mehr, oder?

Man hat bereits seit Langem nachgewiesen, dass sich die feinstofflichen Energien des Wassers durch Gedankenkraft verändern lassen. Der Japaner Masaru Emoto zeigte dies eindrucksvoll anhand schöner und interessanter Bilder. In Frankreich wurde bei Tests nachgewiesen, dass sich noch bei einer Entfernung von 27 Metern die Temperatur des Wassers durch Gedankenkraft verändern lässt.

Der Geist hat eine Idee, die von Energie getragen wird. Ideen und damit Energien sind somit der Zündstoff allen Seins.

Zuerst existiert die Idee, danach erst wird diese manifestiert. Alles Materielle besteht in seinen kleinsten Teilen aus sich permanent bewegenden Atomen, also quasi aus reiner Energie. Alles Materielle ist nichts anderes als verfestigte Energie. Ein logischer Schluss hieraus wäre, dass unsere Gedanken diese molekulare Energie steuern können:

- Beschäftigen Sie sich mit Negativem, so *werden* Sie negativer.
- Beschäftigen Sie sich mit Krankheit, so *werden* Sie kränker.
- Beschäftigen Sie sich mit Gesundheit, so *werden* Sie gesünder.
- Beschäftigen Sie sich mit Positivem, so *werden* Sie positiver.

„Ein Gedanke kann nicht erwachen,
ohne andere zu wecken."
Marie von Ebner-Eschenbach 1830 – 1916

Je gesünder, je positiver Sie denken, desto gesünder und positiver gestalten bzw. beeinflussen Sie Ihr Leben.

„Achte auf deine Gedanken,
denn sie werden deine Worte,
achte auf deine Worte,
denn sie werden deine Handlungen,
achte auf deine Handlungen,
denn sie werden dein Charakter,
achte auf deinen Charakter,
denn er wird dein Schicksal."
Aus dem Talmud

Alles, was Sie denken, wird erst dadurch, dass Sie es denken, Wirklichkeit im Sinne von Wirksamkeit.
Mit ein wenig Übung bzw. nach einer gewissen Eingewöhnungszeit können Sie durch entsprechende Konzentration die verschiedensten, lange von Ihnen ersehnten Ziele herbeiführen.
Wie Sie denken, so sind Sie. Ihr Körper entspricht Ihrer Seele und Ihrem Selbst.

Eine der wichtigsten Funktionen unseres Gehirns ist es, in jeder Sekunde unsere eigene Wirklichkeit (persönliche Wahrheit) zu erschaffen.

„Sag es mir und ich werde es vergessen.
Zeige es mir und ich werde mich daran erinnern.
Beteilige mich und ich werde es verstehen.“
Laotse 6 Jh. v. Chr.

Zur Behebung von Schmerzen können Sie z. B. mit Ihren Zellen Kontakt aufnehmen und sie auf diese Art und Weise darum bitten, den schmerzhaften Zustand zu beenden. Eventuell hilft sogar eine vorsichtige Drohung mit entsprechender Zeitvorgabe: *„Wenn ihr in sechs Tagen nicht aufhört zu schmerzen, dann gehe ich zum Arzt und ihr bekommt Strombehandlungen oder Medikamente.“* Wenn der Zeitpunkt erreicht ist und sich nichts verändert hat, können Sie die Zellen nochmals darauf hinweisen, jedoch dann auch die angedrohten Konsequenzen ausführen, also zum Arzt gehen etc. Wenn die Zellen reagieren, und der Schmerz verschwindet, brechen Sie alles andere ab und bedanken sich liebevoll bei ihnen.

Stellen Sie fest, ob Ihre Krankheit ein Hinweis auf ein Beziehungsproblem sein könnte, wie es z. B. bei Immunschwächen, die oft durch einen Konflikt mit einer uns nahestehenden Person verursacht werden, der Fall ist. Falls Sie ohne weiteres Einwirken gesund werden, können Sie davon ausgehen, dass sich ein Konflikt mit einer nahestehenden Person (bei der es sich auch um eine bereits verstorbene handeln kann) geklärt hat.

Bei Beziehungsproblemen kann es helfen, sich während einer Meditation innerlich mit dem Problem auseinanderzusetzen (eventuell auch mithilfe eines Therapeuten oder Heilers) oder der betreffenden Person einen Brief zu schreiben. Darin steht alles, was Ihnen in den Sinn kommt, alles, was auf Ihrer Seele lastet und nun, in der Stille, hochkommt. Nehmen Sie sich dazu Zeit und tun Sie es mit einem positiven oder zumindest neutralen Gefühl.
Denken Sie immer daran, dass Sie durch das, was Sie tun, sich und dadurch Ihren Konflikt verändern oder gar lösen. Geben Sie ihrer Seele die Möglichkeit, alles abzuladen, was Sie von dieser Person eingelagert, abgelagert oder verdrängt haben. Lassen Sie nun durch das Schreiben alles los. Denken Sie dabei bitte aber auch an all das, was Sie von dieser Person als Stärkung erhalten haben. Wenn Sie wollen, unterscheiden Sie in verschiedenen Listen in kraftraubende, kraftspendende und kraftneutrale Vorkommnisse und Gefühle. Achten Sie auch auf Ihre Gefühle aus der damaligen Zeit, die sich noch immer bemerkbar machen können.
Es gehört viel Mut dazu, sich neutral zu verhalten, ebenso, die Wahrheit niederzuschreiben und vielleicht auch die Wut zuzulassen – aber auch, die Kraft zum anschließenden Ver-

zeihen zu haben. Dazu zählen die Situationen mit dem anderen, die sich einst ereigneten, genauso wie die heutigen, in denen Sie es zuließen, dass diese Dinge Ihnen bis heute Kraft rauben, sodass Sie bisher noch nicht in der Lage waren, diese vollkommen zu be- oder verarbeiten.
Mut auch zur Erkenntnis, dass es damals vielleicht gar nicht so war, wie Sie es heute noch in sich abgespeichert haben. Überprüfen Sie Ihre damaligen Gefühle und haben Sie den Mut, sich Ihren Empfindungen wie Schmerz, Hilflosigkeit usw. zu stellen. Damals kann der Schmerz so groß gewesen sein, dass Sie ihn ganz tief in Ihrem Inneren vergraben haben, um sich selbst zu schützen.
Beim Bewusstwerden und anschließenden Loslassen kommt oft auch die frühere Angst noch einmal mit hoch, dies alles erneut erleben zu müssen. Sie brauchen deswegen keine Bedenken zu haben, denn diese ist ja meist nur die alte Angst von damals. Wenn sie heute zugelassen wird, hat sie viel weniger, oft auch gar keine Kraft mehr. Auch deshalb, weil Sie sich inzwischen verändert haben, Sie erfahrener sind und Ihre Kraft gewachsen ist.
Der Befreiungsschlag gelingt daher am besten, wenn Sie die Kraft aufbringen, sich über diese damaligen negativen Gefühle wie z. B. Schmerz, Hoffnungslosigkeit, Hilflosigkeit wirklich zu freuen. Darüber zu freuen, dass sie nun weniger oder gar nicht mehr schmerzhaft sind und Sie sich mittlerweile stark genug fühlen, diese in einem ganz anderen Licht zu sehen und wirklich loszulassen.
Denken Sie auch immer daran, dass Sie nur durch all das, was Sie bisher erlebt haben, zu der Persönlichkeit geworden sind, die Sie heute sind.
Und vergessen Sie nie, sich selbst zu verzeihen!

Vielleicht können Sie bei dieser Gelegenheit auch einzelne ganz frühe schmerzhafte Erinnerungen in eine ansonsten glückliche Kindheit integrieren. Machen Sie sich bewusst, dass die Sie umgebenden Personen es damals nicht besser gewusst haben oder es Ihre Art war, Liebe zu zeigen. Denken Sie dabei nicht nur an das, was Ihnen passiert ist, sondern auch daran, was Sie vielleicht auch anderen angetan haben.

„Was du nicht willst, dass man dir tut,
das füg auch keinem anderen zu!"
Archimedes ca.287 – 212 v. Chr.

Auch vom Volksmund wissen wir: *„Schreib dir doch einfach alles von der Seele."* Lachen und Tränen sind dabei der Beweis, dass Ihre Seele entlastet wird. Freuen Sie sich deshalb über jede Träne und jedes Schmunzeln. Falls manches durch das Schreiben körperlich nicht gelöst werden konnte, dann versuchen Sie es mit Schreien. Weinen Sie ruhig laut, lassen Sie Ihren Gefühlen freien Lauf. Sie können in Ihrer Wohnung nicht allein schreien, nicht weinen, weil Sie Hemmungen haben oder sich nicht ungestört fühlen? Dann gehen Sie ins Freie, in die Natur und tun Sie es dort.

Aber bitte vergessen Sie bei alldem nicht, dem anderen zu verzeihen. Das Verzeihen sollte ehrlich und bewusst vom Herzen kommen.

Wenn Sie sich nun selbst auch noch alles verziehen haben, dann danken Sie sich selbst und all jenen, die dazu beigetragen haben, dass Sie jetzt alles loslassen können.

Und bitte vergessen Sie dabei den Dank an das Göttliche nicht.

Sie können es zu einer Gewohnheit oder einem Ritual machen, dass Sie immer, wenn Sie etwas belastet, zu Papier und Stift greifen und sich alles von der Seele schreiben. Sie werden merken, dass Sie sich auf diese Weise von vielem ganz einfach lösen können. Sie werden ein befreites Gefühl nicht nur in sich selbst, sondern auch bei anderen spüren. Dabei ist es nach meiner Erfahrung unwichtig, ob diese Person noch lebt oder nicht.

Wenn Sie jedoch immer noch nicht weitergekommen sind, noch immer festsitzen oder wenn Ihr Gefühlszustand sich verschlechtert, dann lassen Sie sich am besten von Menschen, die darin Erfahrung haben, helfen. Diese können Ihnen noch viele andere hilfreiche Wege zeigen.

Selbstheilung durch bewusste Gefühle

Es ist so gut wie immer unmöglich, einen anderen Menschen zu ändern. Die meisten Eltern durften dies z. B. bei der Erziehung ihrer Kinder erfahren. Wenn wir jedoch uns selbst verändern, ein gutes Vorbild sind, es vorleben, können wir oft feststellen, dass sich auch die anderen um uns herum verändern.

Wenn auch Sie so weit kommen und der Streitsucht anderer mit Güte oder bedingungsloser Liebe begegnen, dann haben Sie es bereits zu großer Weisheit gebracht.

Wenn Sie in einer unangenehmen Situation die Ursache zuerst bei sich selbst suchen, weil Sie es ja indirekt zugelassen haben, in eine solche Situation hineingeraten zu sein, und dann alles dafür tun, um diese schnell und ohne dass einer der Beteiligten sein Gesicht verliert, meistern, auch dann sind Sie sehr weise.

Wenn Sie verstanden haben, dass Sie mit lauten, unfreundlichen oder groben Worten und Vorwürfen nichts verbessern, sondern die Situation nur verschlimmern können, dann sind Sie ebenfalls sehr weise.

Wenn Sie erkannt haben, dass es besser ist, erregten Menschen nicht mit emotionalen oder zurechtweisenden Worten zu begegnen, sondern ihnen stillschweigend mit Ihrem Beispiel deutlich machen, dass es auch ruhig, besonnen und liebevoll geht, dann sind Sie sehr weise.

Wenn Sie erkennen, dass es kaum Sinn macht, einem unfreundlichen Menschen, der voller Vorurteile steckt, eine Strafpredigt zu halten und ihm stattdessen freundlich und liebevoll begegnen, dann sind Sie sehr weise.

Wenn Sie Menschen mit schlechter Laune nicht weiter aufstacheln, sondern diese sich einfach zurückziehen lassen, bis sie ihr seelisches und geistiges Gleichgewicht wiedergefunden haben, auch dann sind Sie sehr weise.

Sie möchten so weit kommen bzw. weise werden? Dann lesen Sie das nun Folgende aufmerksam durch – und setzen Sie es in die Tat um!
Werden Sie sich Ihrer Gewohnheiten und allem, was Sie tun, bewusst. Überprüfen Sie bitte all Ihre Verhaltensweisen daraufhin, ob diese für Sie sinnvoll, wertvoll, nützlich, aufbauend, weiterbringend sind und warum Sie diese an den Tag legen.
Machen Sie sich aber, soweit irgend möglich, nicht abhängig z. B. von Gewohnheiten, Ritualen, Menschen, Medikamenten oder bestimmten Übungen.
Überprüfen Sie sich bitte selbst, soweit wie möglich, indem Sie sich fragen. „*Will ich das wirklich so? Warum tue ich das? Warum nehme ich das so hin? Gibt es eine Alternative? Kann ich etwas verändern z. B. an mir, an meinem Verhalten, an meiner Einstellung, an meiner Umgebung, an meinen Vorstellungen und/oder Wünschen?*“

Die einzige „Abhängigkeit“, die ich Ihnen wünschen kann, ist von der Liebe und dem Vertrauen zum Göttlichen zu sich selbst – und damit auch zu allem, was Sie umgibt.

Gewohnheiten, Rituale, Automatismen etc. gehören zu dem, was in unserem Unbewussten abgespeichert ist. Unser Gehirn ist so aufgebaut, dass alles, was wir schon öfters getan, geübt oder gehört haben, quasi abgespeichert ist und wir darauf

immer wieder zurückgreifen können. Auch wenn sie unbewusst ablaufen, sind solche Handlungen für uns oft lebensnotwendig.
Fast alle Tätigkeiten, die wir häufig ausüben, wie z. B. Autofahren oder Zähneputzen, tun wir schon fast nicht mehr bewusst, weil wir unsere Aufmerksamkeit nicht komplett darauf richten müssen, es quasi automatisch tun, weshalb unsere Aufmerksamkeit für andere Dinge verfügbar ist, z. B. für unsere Gefühle.

Haben Sie schon einmal daran gedacht, Ihre Gefühle bewusst zu steuern, zu beeinflussen? Vermutlich haben Sie sich noch nie darum gekümmert, warum manche Situationen oder Worte in Ihnen gewohnte Reaktionen, bestimmte Gefühle etc. hervorrufen?
Am Wetter können wir nichts ändern, das liegt nicht in unserer Macht. Für unsere Gefühle sind wir aber schon eher verantwortlich, da wir selbst es sind, die sie zulassen. Geben wir uns also den bekannten kraftraubenden, negativen Gefühlen hin, die uns an einem regnerischen, dunklen, grauen und kalten Montagmorgen überkommen können oder nehmen wir bewusst ein kraftspendendes, positives Gefühl an? Es liegt wirklich nur an uns, ob wir das Glas als halb voll oder halb leer betrachten.

„In jeder Minute,
die du im Ärger verbringst,
versäumst du
sechzig glückliche Sekunden deines Lebens."
Albert Schweitzer 1875 – 1965

Wir haben also immer selbst die Wahl, ob wir uns in ein kraftraubendes Gefühl, das wir „nun einmal" so abgespeichert haben, fallen lassen oder ob wir bewusst und selbstbestimmt in ein neutrales oder ein kraftspendendes Gefühl wechseln. Unser Bewusstsein schlägt uns meist ein abgespeichertes Gefühl vor. An uns liegt es nun, dieses Angebot zu prüfen, um dann zu entscheiden: „Ja ich nehme es an!" oder „Ich will mir ein anderes Gefühl aussuchen."
Wer gesund und vital ist, kann es sich eher erlauben, kurzzeitig in einem kräftezehrenden Gefühl wie z. B. Ärger, Sorge, Neid, Eifersucht, Angst, Zweifel oder Hilflosigkeit zu leben, ohne seine Leistungsfähigkeit durch den Kraftverlust ernstlich zu schaden.

Aber wenn Menschen, die krank sind oder Schmerzen haben, sich erlauben, diese kräftezehrenden Gefühle zuzulassen, dann verbrauchen diese sehr viel Energie, die eigentlich für ihre Genesung vonnöten wäre.

„Nicht,
weil es schwer ist,
wagen wir es nicht,
sondern
weil wir es nicht wagen,
ist es schwer."

Lucins Annaeus Seneca 1 – 65 n.Chr.

Sie glauben, dass Sie es nicht lernen können, Ihre Gefühle bewusst zu steuern bzw. zu regulieren, weil es zu schwer oder zu kompliziert für Sie ist?

Ich versichere Ihnen, auch Sie können es! Sie sollten bereit sein, sich mehr oder weniger umzustellen und zu üben. Dabei dürfen Sie ruhig neugierig sein, sich überraschen lassen, sich über die kleineren und größeren Erfolge freuen, denn Sie lassen sich auf etwas Neues, Ihnen bisher größtenteils Unbekanntes ein. Wie die eigenen Überzeugungen, Einstellungen, Gewohnheiten und Gefühle beeinflusst oder verändert werden können, kann jeder lernen. Meiner Erfahrung nach gelingt es jedoch nicht allen, dies mithilfe von Büchern oder Vorträgen zu schaffen. Hier kann ein erfahrender Fachmann weiter helfen. Überall gibt es gute Therapeuten, Berater und Heiler, die Ihren Weg begleiten und unterstützen können.

Ein altes Gedicht sagt es etwas anders.

„Beklage nie den Morgen,
der Müh und Arbeit bringt,
es ist so schön zu sorgen,
für Menschen, die man liebt."
Deutsche Volksweisheit

Unsere Gefühle beeinflussen unsere Gesundheit sowie das Gesundwerden und alles, was wir tun oder denken. Auch die Wissenschaft erkennt bereits die Wirksamkeit von Gefühlen an, da diese sehr stark unser Immunsystem und unsere Selbstheilungskräfte beeinflussen. Fangen Sie an, bewegen Sie sich, verändern Sie sich, wenn Sie es wirklich wollen. Es liegt nur an Ihnen!
Dazu ein praktisches Beispiel:
Ein männlicher Klient, dem ich gerade das Thema der be-

wusst zu steuernden Gefühle näherbringen wollte, saß mir gegenüber, als ich bemerkte, wie er angespannt meinen linken Handrücken auf dem Schreibtisch beobachtete. Und tatsächlich erblickte ich dort eine Stechmücke. Ruhig sagte ich zu ihm: *„Dieses Beispiel habe ich zwar nicht bestellt, aber wir können es nutzen. Ich könnte jetzt, wie viele Menschen es automatisch tun würden, reagieren, indem ich die Mücke verjage oder erschlage. Danach würde ich mich über den Stich und den mir selbst zugefügten Schmerz ärgern. Somit wäre ich in einem kraftraubenden Gefühl. Ich danke jedoch der Mücke, dass sie mich und nicht Sie gestochen hat. Ich danke ihr, dass sie mir als Beispiel gedient hat und bitte sie, alles zu tun, damit meine Hand nicht juckt und anschwillt. Ich wünsche ihr alles Gute und Liebe und bleibe so in kräftigenden Gefühlen."*

Mein Besucher konnte noch miterleben, dass es weder zu einer Schwellung noch zu Juckreiz kam. Ganz ehrlich, ich verhielt mich in einer solchen Situation zum ersten Mal so. Dieses Beispiel überzeugte meinen Klienten dermaßen, dass er die positive Einstellung von nun an übte. Nach vier Wochen bestätigte er mir, dass es – zumindest ansatzweise – auch bei ihm funktionierte.

„Tue nicht nur das, was du gerne tust,
sondern tue das gerne, was du tun sollst."
Sathya Sai Baba

Verinnerlichen Sie sich: Es liegt immer an uns, welches Gefühl wir zulassen. Wir sollten bewusst unsere Gefühle steuern, dann gehen wir auch bewusster mit unserer Energie um.

Eine Grundlage dafür, seine Gefühle bewusst steuern zu können, ist auch, damit aufzuhören, Gefühle als gut und böse, schön und hässlich, negativ und positiv usw. zu bewerten. Teilen Sie ihre Gefühle nicht in positive und negative ein. Übernehmen Sie eine Unterteilung in:

- kraftraubende Gefühle, wie z. B. Ärger, Sorge, Neid, Eifersucht, Angst, Zweifel, Hilflosigkeit,
- kraftneutrale Gefühle, wie z. B. Heiterkeit, Gelassenheit, Dankbarkeit,
- kraftspendende Gefühle, wie z. B. Glück, Liebe, Stärke, Optimismus, Freude.

Es liegt tatsächlich nur an Ihnen selbst, welches Gefühl Sie für sich zulassen. Natürlich gibt es immer wieder Momente der Unsicherheit, des Zweifels, der Trauer usw. Wir dürfen und sollen diese Gefühle natürlich auch zulassen, wenn wir uns bewusst dafür entscheiden. Dann können wir das Gefühl auch gezielt zu jedem Zeitpunkt wieder bewusst ändern.
Ein Weiser sagte einst: *„Es gibt 1 000 Gründe, um sich für das eine zu entscheiden. Es gibt 1 000 Gründe, um sich für das andere zu entscheiden. Ausschlaggebend ist der 1 001. Grund, durch den wir uns in diesem Augenblick für das eine oder andere entscheiden."*

Sie haben so etwas bestimmt schon einmal erlebt und wissen sicher noch, durch welches Ereignis Ihnen dies deutlich wurde. Handeln wir mit Freude und Interesse, können wir länger konzentriert bei der Sache sein. Wir vergessen dabei die Zeit, denn es macht uns Spaß und alles gelingt reibungslos. Und falls es doch nicht ganz so reibungslos geht, nehmen wir es gelassener hin oder werden ehrgeizig. Tun wir etwas mit Abneigung, weil wir es müssen, weil wir uns davor ekeln oder einen Widerwillen haben, dann vergeht die Zeit nur langsam und meist gelingt es mehr schlecht als recht. Ich frage Sie: *„Was hindert uns daran, alles, was wir tun müssen oder dürfen, bewusst und mit Freude zu tun?“*

„Tausend Gründe, sich zu grämen,
tausend Gründe, sich zu bangen,
nehmen Tag für Tag den Toren,
nicht den weisen Mann gefangen.“
Indische Aussage von Hitopadesa v. Narayana

Wenn wir uns zu sehr darum kümmern, andere nicht zu verletzen, wie oft verletzen wir uns dadurch selbst? Wenn wir uns zu oft selbst verletzen, führt dies mit der Zeit zu einer latenten Aggressivität. Durch unsere äußere Fassade hindurch schießen wir dann oft mit verletzenden Pfeilen auf andere. Wir verlieren letztlich den Kampf gegen einen Teil von uns selbst. Wir setzen unsere Willenskraft, unsere Energie in diesen Momenten vergebens ein, denn indem wir gegen etwas kämpfen, stärken wir es in Wirklichkeit. Wesentlich sinnvoller ist es, mit seiner Energie etwas Gutes zu tun, um damit das Gute zu stärken. Warum tun wir dann nicht einfach immer etwas „Gutes“?

Nur indem ich mich von etwas abwende, kann ich es noch lange nicht ändern. Haben wir nicht die Pflicht, uns für das Gute einzusetzen? Wie sollte es sonst in die Tat umgesetzt werden?

„Es geschieht nichts Gutes, außer man tut es!“
Erich Kästner 1899 – 1974

Wenn Sie das Gute wollen, dann sollten Sie das Schlechte nicht bekämpfen, sondern das Gute unterstützen. Wenn Sie dem Schlechten den Gefallen tun, es zu bekämpfen, geben Sie ihm erst recht zusätzliche Energie. Verstärken Sie mit Ihrer Energie das Gute und hungern Sie so das Schlechte energetisch aus. Dadurch unterstützen Sie sehr viel mehr das Gute. Denken Sie bitte daran, bevor Sie sich in einen Kampf mit dem Schlechten einlassen.

„Der Geist ist die Ursache
von Bindung oder Befreiung."
Sathya Sai Baba

Bevor etwas Materielles Gestalt annimmt, muss es der Geist erschaffen. Mein Geist bestimmt mein Schicksal. Ohne meine Gedanken erfolgt keine Tat. Ohne Geist entsteht nichts Materielles. Der Geist steht über der Materie.

Eine Gewohnheit zu ändern, sollte Sie nur ein Lächeln kosten. Unser Körper mitsamt unserer Gedanken- und Gefühlswelt verändert sich ständig. Durch die Aufnahme von äußeren Reizen über alle Sinne werden bekannte, gespeicherte Muster und Gefühle abgerufen. Doch diese sind immer nur ein „Vorschlag" Ihres Gehirns. Es liegt in jedem Augenblick an Ihnen, ob Sie diese Gefühle oder Gedanken bewusst oder unbewusst übernehmen oder ob Sie sich bewusst für andere Gefühle oder Gedanken entscheiden.

Gewohntes, Regelmäßiges ist, wenn es bewusst ausgeführt wird, richtig, gut und wichtig. Beginnen Sie regelmäßig et-

was Neues, das anregend auf Ihre Seele wirkt, wie Beten und Meditieren, oder auf Ihren Körper, wie Übungen, oder auf Ihren Geist, wie Auswendiglernen. Dadurch verändern Sie sich, nehmen Neues an, finden neue Ziele etc. Es ist sehr sinnvoll, wenn Sie all diese Übungen – zumindest am Anfang – zu einem festen Zeitpunkt und in einer festgesetzten Zeiteinheit üben. Sie können damit auch den „inneren Schweinehund" überwinden und Ablenkungen leichter vermeiden.
Manche Menschen erreichen ihre Ziele nicht, weil ihnen die notwendige Beharrlichkeit und Ausdauer fehlt. Eines Ihrer wichtigsten Anliegen sollte daher sein, Nachlässigkeit und Trägheit zu vermeiden. Seien Sie bereit für die notwendigen Anstrengungen, um sich zu verbessern und zu vervollkommnen.
Sie haben grundsätzlich das Recht, alles, was man Ihnen vorschlägt, zu hinterfragen und sollten dies auch bewusst tun. Dies trifft z. B. auch für alles, was Sie aus traditionellen, rituellen Gründen oder einfach aus Gewohnheiten tun, zu. In unserem Gehirn sind all unsere eigenen und die meist von anderen übernommenen Glaubensmuster, Vorurteile, Vorlieben, Abneigungen, Bewertungen, Komplexe, Glaubenssätze, Verhaltensweisen, Gewohnheiten, Rituale, Reaktionsmuster usw. gespeichert. Sämtliche Erfahrungen, die Sie bisher in Ihrem Leben gemacht haben, wurden in Form der daraus resultierenden Regeln und Verhaltensmustern festgehalten.
Freiheit bedeutet jedoch, dass Sie bewusst für sich, für Ihr körperliches, geistiges und seelisches Wohlsein, für Ihren Weg und für Ihre Ziele verantwortlich sind und somit über alles, was Sie über Ihre Sinne wahrnehmen, die Kontrolle haben, es vergleichen, beurteilen und immer wieder neu in Ihrem Bewusstsein abspeichern können.

Warum denken Sie an Ihre Schwächen, wenn Sie sich doch Stärke wünschen? Sie können zur antiautoritären Erziehung stehen, wie Sie wollen, etwas Gutes hatte diese Erziehung doch: Sie erlaubte es nicht nur, nein, sie forderte die Kinder dazu auf, alles zu hinterfragen. Natürlich ist diese Freiheit für alle, die an der Erziehung beteiligt sind, sehr anstrengend. Denn auch sie dürfen bei der Beantwortung der vielen Fragen diese auch für sich selbst beantworten.
Antworten wie *„Weil es eben so ist"*, *„Weil wir das schon immer so tun"*, *„Weil es die anderen auch tun"* usw. sind sowohl für Sie selbst als auch für den Fragenden sehr unbefriedigend.

Dies bedeutet nicht, dass Gewohnheiten, Rituale, Traditionen schlecht sind. Wenn Sie diese jedoch hinterfragen und darauf eine ehrliche Antwort geben, sind Sie künftig in der Lage, bewusster damit umzugehen bzw. daran teilzunehmen. Alternativ können Sie sich aber auch klar dagegen aussprechen und dadurch eine größere innere Freiheit spüren.

Gründe zur Ausführung einer gewohnheitsmäßigen Handlung können z. B. wie folgt lauten:

- „Ich tue es, um einen Freund oder ein Familienmitglied nicht zu enttäuschen."
- „Weil es von mir erwartet wird."
- „Aus Tradition – weil es schon immer so gemacht wurde."
- „Weil ich es schön oder sinnvoll finde."
- „Weil es mir Spaß macht."

Vielleicht wird dem einen oder anderen durch diese Auseinandersetzung aber bewusst:

- „Das will ich persönlich eigentlich gar nicht."
- „Eigentlich habe ich das noch nie gemocht."

Könnten Sie dann nicht so ehrlich zu sich selbst und anderen sein und sich zu Ihrer Meinung bekennen bzw. zu ihr stehen? Auf jeden Fall würden Sie Ihre Seele nicht mehr damit belasten. Wenn Sie bewusst etwas tun, weil Sie es wollen, haben Sie und all die anderen viel mehr davon. Sie selbst sind dann in einem kraftspendenden bzw. kraftneutralen Gefühlsbereich und sind fähig, diese Energie an andere weiterzugeben.
Natürlich können und dürfen Sie auch weiterhin etwas tun, nur weil es von Ihnen erwartet wird bzw. Sie eine Person nicht enttäuschen wollen. Wenn Sie sich dessen aber bewusst sind, dann können Sie Ihr Gefühl positiv beeinflussen, um Ihre Einstellung dazu entsprechend zu verändern. So bleibt kein Platz mehr für „Ich muss", denn daraus wird ja für uns bewusst „Ich darf".

Zu übernommenen Gefühlen ein Beispiel: Die Einstellung zum eigenen Urin wurde bei den meisten Menschen schon sehr früh durch negative Emotionen bzw. Aussprüche seitens der Umwelt, die ihn als schmutzig oder eklig bezeichnen, negativ geprägt. Wenn wir uns dann als Erwachsene aus gesundheitlichen Gründen mit den positiven Aspekten des Urins auseinandersetzen dürfen oder müssen, weil uns eine Urinkur o.ä. empfohlen wurde, brauchen die meisten Menschen dennoch einige Zeit, um ihren anerzogenen Ekel zu überwinden.
Wenn Sie bei bestimmten Handlungen starken Widerstand oder gar Ekel in sich spüren, sollten Sie immer nachspüren und hinterfragen, woher dies kommt, denn dieser Widerwil-

len kann anerzogen/übernommen, jedoch in einigen Fällen auch lebensrettend sein.
Die Abneigung vor bestimmten Tätigkeiten wie z. B. einkaufen, Schuheputzen, den Abfall entsorgen etc. wurden meist ebenfalls unbewusst durch Äußerungen, Meinungen oder das Beispiel von Menschen um uns herum übernommen. Auch dies können Sie einmal ernsthaft hinterfragen und dann bewusst zu entscheiden versuchen, welche Meinungen wirklich Ihrer ureigenen Überzeugung bzw. Vorliebe entsprechen.

„Viele Wege führen nach Rom
und jeder Weg
beginnt mit dem ersten Schritt."
Sprichwort

Viele Menschen resignieren im Angesicht von Verletzungen, Kränkungen und Beleidigungen, wodurch kraftraubende Gefühle entstehen. So etwas geschieht oftmals bei Gesprächen und Diskussionen, wenn unser Gegenüber uns so zu verstehen geben möchte, dass es das Gespräch jetzt lieber beenden würde. Die Gründe dafür können unterschiedlich sein, wie z. B. fehlende Argumente, Zeitmangel, Langeweile etc. Da die Person es offensichtlich nicht gewohnt ist, ihre Gründe offen und wahrheitsgemäß zu äußern, übernimmt sie das gewohnte, abgespeicherte Verhalten, verletzt oder kränkt Sie, um damit das Gespräch zu beenden.
Durch sein gewohntes, antrainiertes Verhalten hat dieser Mensch bisher wahrscheinlich fast immer erlebt, dass sein Verhalten Erfolg hatte und die unangenehmen Gespräche schnell beendet waren: „Wenn ich den anderen verletze oder

beleidige, wird das Gespräch sehr schnell beendet." Eventuell kommt es noch zu einer kurzen Erwiderung des Gegenübers, aber in den meisten Fällen werden die beiden Parteien recht bald enttäuscht und verärgert auseinandergehen, wobei für beide ein starker Energieverlust entstanden ist.
Warum überlassen wir uns nur so oft diesen gewohnten, immer wiederkehrenden Abläufen? Diese kosten Sie und den anderen nur Energie und bescheren beiden kraftraubende Gefühle.

Ich lege Ihnen nahe, alle Ihre Verletzungen und Kränkungen etc. loszulassen und einfach keine neuen mehr anzunehmen. Letztlich geht es in solchen Fällen immer nur darum, ob Sie das Angebot eines anderen Menschen, der vorhat, Sie zu verletzen, annehmen oder nicht. Ob Sie die Kränkung an sich abprallen lassen oder sich tatsächlich zu Herzen nehmen, liegt einzig und allein bei Ihnen selbst.
Wenn Sie dann doch irgendwann einmal etwas trifft, verletzt oder kränkt, dann betrachten Sie diese Gefühle als segensreichen Hinweis auf z. B. eine Schwäche in Ihnen. Wenn es Sie betrifft, dann stehen Sie nicht zu verdrängten Erlebnissen, Vorfällen etc. Ihrer Vergangenheit. Oder sind Sie innerlich wirklich so schwach und unsicher, dass beleidigende Worte Sie wirklich tief treffen können?
Wenn Sie den Hinweis des anderen richtig aufnehmen, um Ihre Schwächen zu erkennen, oder um Erlebnisse besser ver- und bearbeiten zu können, dann sollten Sie sich wirklich bei demjenigen bedanken, der Ihnen den Hinweis gab, oder nicht?
Fangen Sie doch an, zu allen, die Ihnen gegenüber eine Beleidigung, eine Kränkung etc. aussprechen, also Ihnen diese

anbieten, einfach in einer normalen Lautstärke zu antworten: *„Ich habe dein/ihr Angebot (die Beleidigung) gehört. Ich nehme diese aber nicht an. Danke.“*

Während eines Gespräches können Sie Folgendes sagen *„Sie und ich wissen, wenn jemand anfängt, einen anderen zu verletzen und zu beleidigen, drückt er damit aus, das Gespräch jetzt nicht mehr fortsetzen zu wollen. Da Sie nichts anderes gewohnt sind, nehmen Sie das abgespeicherte Angebot Ihres Bewusstseins an, verletzen mich, um das Gespräch zu beenden.“*

Undenkbar, glauben Sie? Tun Sie es und Sie werden merken, dass alles nur Gewohnheitssache ist. Sie bestimmen selbst, ob Sie etwas annehmen, und der andere merkt es vielleicht zum ersten Mal, dass Sie es sind, der „bestimmt“.

„Jeder kleine Schritt ist wertvoller
als 1 000 gute Vorsätze.“
Sprichwort

Warum sind viele Menschen nur bei Erfolgen etc. in guter Laune, in einem kraftspendenden Gefühlsbereich? Warum nicht auch bei Misserfolg? Zeigt uns dieser doch, dass wir auf dem eingeschlagenen Weg offensichtlich nicht ans Ziel kommen, oder dass Sie vielleicht nicht ausreichend vorbereitet waren. Warum freuen wir uns nicht über die Erfahrung aus dem Misserfolg und sind dafür dankbar? Warum gewöhnen Sie es sich nicht an, kräfteraubende Gefühle oder Anspannung der einen Gruppe um Sie herum in dieser zu belassen, sich bewusst von ihr zu lösen und sich einer anderen Gruppe zuzuwenden? Wie oft übertragen Sie den Stress aus dem Beruf in die Freizeit, in die Familie oder umgekehrt?

Sie können lernen loszulassen – keine Angst – fangen Sie einfach an, es zu tun.

„Die kleinste ausgeführte Handlung ist sinnvoller, als all Ihre Versuche ohne eine Handlung."
Vom Autor

Wenn Sie nicht gesund sind, benötigt jede Zelle Ihres Körpers alle Energie, um sich selbst heilen zu können. Wenn Sie Energie erhalten, diese aber durch die vielen seelisch-geistigen Löcher in Ihrem Körper – wie z. B. durch kraftraubende Gefühle und Gedanken – entweicht, wie sollen Sie dann bitte gesund werden? Sie fühlen sich zwar noch gesund, jedoch kann es in ihrem Körper bereits Schwachstellen an Organen oder Zellen geben, die mehr Energie benötigen, um eine Erkrankung zu vermeiden. Sie jedoch verbrauchen, teils unbewusst, die notwendige Energie durch die von Ihnen zugelassenen kraftraubenden Gefühle und Gedanken und wundern sich, warum Sie krank werden, und andere um Sie herum nicht.

Sie können, dürfen und sollen sich in allen Gefühlsbereichen aufhalten, aber bitte bewusst! Erkennen und akzeptieren Sie dabei jedoch stets den Energieverlust Ihres Körpers, Ihres Geistes und Ihrer Seele und die damit möglichen Komplikationen, wenn Sie sich z. B. kraftraubenden Gefühlen überlassen.
Wenn Sie sich durch Übung angeeignet haben, Ihre Gefühle nur bewusst zuzulassen, dann bleiben Sie – soweit möglich – immer in den kraftneutralen und in kraftspendenden Gefühlsbereichen. Die zusätzliche Energie können Sie dann an

Ihre Umgebung, Ihre Mitmenschen abgeben und diese somit aufbauend unterstützen.

Allerdings müssen Sie sich damit abfinden, nicht alle Gefühle, zumindest nicht zu jedem Zeitpunkt, verändern zu können. Dazu gehören meiner Erfahrung nach grundlegende Gefühle, wie z. B.

- die Liebe zu einem Menschen,
- das Gerührtsein, wenn Sie etwas Bestimmtes hören, sehen etc.,
- die Trauer bei einem Verlust, besonders bei einem nahe
- stehenden lieben Menschen.

Es liegt nur an Ihnen, diese bewusst anzunehmen und entsprechend zu bearbeiten.

Dieser Zeitpunkt ist gekommen,

- wenn Sie so weit sind, die Macht der Gewohnheiten bewusst und kontrolliert zuzulassen,
- wenn es für Sie sinnvoll ist und
- wenn Sie so weit sind, das Angebot Ihrer Gewohnheiten in jedem Augenblick zu hinterfragen und es entsprechend zu ändern, wenn Sie es wollen.

Dann existieren auch keine Schwierigkeiten mehr, um z. B. all Ihre guten Vorsätze in die Tat umzusetzen. Durch Ihre Ausdauer und Standfestigkeit werden Sie in der Lage sein, sich selbst und somit auch Ihre Umwelt mehr und mehr nach Ihren eigenen Wünschen zu verändern.

„Himmlischer Vater, lehre mich,
wieder Herrschaft über meinen Geist
und meine Gedanken zu erlangen,
die der Materie verfallen sind,
damit ich richtig beten lerne.
Ich will dich in der Meditation anbeten.
Ich will deine Energie fühlen,
die beim Arbeiten durch meine Hände fließt.
Damit ich dich nicht durch
meine Trägheit verliere,
will ich für dich tätig sein.
Lehre mich vor allem,
mich von der Weisheit leiten zu lassen;
lehre mich, alles Böse durch richtiges Urteilen
und Unterscheidungskraft zu meiden;
lehre mich, freiwillig Gutes zu tun,
anstatt unter dem Zwang
der Gewohnheiten zu handeln."
Gebet von Paramahansa Yogananda

Sie sind nun in der Lage, wirklich bewusst selbst zu entscheiden, ob Sie die Angebote Ihres Abgespeicherten, Automatisierten und Gewohnten aus dem Bewusstsein annehmen oder diese ändern. Sie kennen und verstehen nun die Grundlage und Einflüsse der Angebote Ihres Bewusstseins, seiner Gefühle, Launen und Gedanken.
Diese können z. B.:

- Ihre ererbten und/oder erworbenen Gewohnheiten,
- der Einfluss von Familie und Ihrer anderen gesellschaftlichen und weltlichen Umgebung sein.

Wollen Sie wirklich immer bewusst „Ihren" „Freien Willen", auf der Grundlage Ihrer Weisheit und Intuition, bei jeder Entscheidung einsetzen? Wenn ja, dann herzlichen Glückwunsch!

Denken Sie daran, sich Begleitung und Unterstützung zu suchen, wenn Sie der Meinung sind, dass es Ihnen guttun würden. Nur wenige Menschen besitzen die Fähigkeit z. B. ein Musikinstrument ohne Ausbilder und sonstige Hilfen zu erlernen. Aber selbst diese würden es mit einem erfahrenen Begleiter schneller und leichter und wahrscheinlich auch freudiger erlernen.

Wenn Sie bei Ihren Mitmenschen spüren, dass sie Unterstützung brauchen, dann reden Sie darüber. Leben Sie es ihnen vor. Geben Sie den anderen Hinweise zur Unterstützung und Begleitung auf ihren Weg, wenn diese es wollen. Ein solches Schneeballsystem könnte doch ruhig die ganze Welt erfassen, mit Ihrer Hilfe.

„Ein reiner und starker Wille
ist allmächtig."
Swami Vivekananda 1863 – 1902

Selbstheilung durch spirituelle Bewegung

Wie macht sich unsere Seele bemerkbar? Wie können wir bewusst Kontakt mit unserer Seele aufnehmen? Oft durch das, was wir Gewissen bzw. unser Gefühl für „richtig" und „falsch" nennen. Wie oft hören wir nicht auf unser Gewissen? Wie oft entscheiden wir uns dann doch dagegen?
Viele Menschen sagen nach einer falschen Entscheidung: *„Hätte ich doch bloß auf meinen Bauch, auf mein Herz, meine Seele oder mein Gefühl gehört."* Oftmals erkennen sie dies im Nachhinein, nutzen beim nächsten Mal dann dennoch nicht ihre Intuition, um sich „richtig" zu entscheiden. Sie handeln aus ihrem Pflichtbewusstsein heraus – oder wie auch immer sie es benennen wollen. Sie treffen Entscheidungen, von denen sie glauben, dass diese im beruflichen und oft auch im privaten Bereich richtig sind. Selbst beim Umgang mit ihren Kindern oder dem Partner hören sie nur zu selten auf ihr Inneres.

Ihre Seele steht auch über Ihre Gedanken mit Ihnen in Kontakt. Sie hört nie auf, Ihnen Signale zu senden und verstärkt diese immer mehr, bis Sie es endlich – bewusst oder unbewusst – wahrnehmen.
Diese Signale, die anfangs so gern überhört werden, bestehen oft aus Kleinigkeiten, wie ein leichtes Morgentief, diffuse Kopfschmerzen, ein Ziehen im Rücken, ein Schmerz im Knie, Hautausschläge etc. Viele bekämpfen diese ersten Symptome, die ja eigentlich Warnzeichen der Seele sind, mit Medikamen-

ten, Salben oder Bestrahlungen. Meist wird das Symptom dadurch gelindert oder unterdrückt, doch kurze Zeit später meldet sich ein neues, meist stärkeres.

Man geht zum Arzt, der ein stärkeres Mittel verschreibt – der Beipackzettel mit den Nebenwirkungen wird geflissentlich übersehen. Sich Gedanken über die Ursache zu machen, dazu haben die wenigsten Zeit, da werden die Symptome lieber kurzerhand mit Stress und psychischen Problemen abgetan, ohne sich dabei wirklich um die Gründe und deren tieferen Sinn Gedanken zu machen.

Ist alles andere so viel wichtiger als unser Wohlbefinden? Vor allem die eigenen beruflichen und privaten Erwartungen und die der anderen? Es könnte ja unangenehm und ungewohnt sein, sich selbst um die Ursachen und den Sinn einer Erkrankung zu kümmern.

Unsere Seele „bohrt“ weiter, wenn Sie sich nicht verändern. Manch einer liegt eine Zeit lang im Bett oder gar im Krankenhaus. Endlich haben Sie Zeit und können darüber nachdenken: „Warum ich?“, „Warum bei mir?“ etc. Sie merken nebenbei, dass es im beruflichen und privaten Bereich auch ohne Sie weiterläuft.

Sie denken nun vielleicht endlich über die tatsächliche Ursache nach und nicht nur über die Ihnen genannten medizinischen Gründe. In Ihrer Erklärungsnot finden Sie vielleicht mögliche Ursachen in Ihrer Lebensweise, da andere Menschen an „sowas“ ja auch nicht erkrankt sind.

Manch einer findet nun den Weg zu einem guten Therapeuten, Berater oder Heiler, um sich gemeinsam mit ihm auf die Suche nach der Ursache zu begeben. Fragen kommen auf, wie *„Was ist bei mir anders? Was ist in mir anders?“* und *„Warum ich?“*

„Was du auch suchst …
… findest du nicht in den Tiefen der Meere,
nicht auf den Gipfeln der Berge,
es ist in deinem Herzen zu Hause."
Sprichwort

In fast allen Kulturen kennt man die Auffassung, dass unser Körper endlich, vergänglich ist, unser Geist und unsere Seele jedoch grenzen- und zeitlos sind. Viele Menschen nehmen sich keine oder nur sehr wenig Zeit für sich selbst und Ihre Seele, die im Gegensatz zum Körper unsterblich ist. Die Folge hieraus wäre eigentlich, dass man gerade für seine Seele Zeit aufbringen und entsprechende Energie einsetzen sollte. Es ist unbestritten, dass die Seele durch alles, was Körper und Geist erleben, mit geprägt wird. Ein Großteil der Menschheit unternimmt jedoch kaum etwas, um die seelische und spirituelle Entwicklung zu fördern und damit das Bewusstsein wachsen zu lassen. Behandeln Sie jedoch Körper, Geist und Seele gleichermaßen als Mittel zum Zweck, um geistige und seelische Reife zu erlangen, zu pflegen und zu erhalten, dann steht Ihrem Glücklichsein nichts im Wege. Um sich erneut in Ihre Seele zu „verlieben", sie mit Beachtung und Zuwendung zu beschenken, und somit wieder frei, leicht und glücklich zu werden, sollten Sie Ihre Seele regelmäßig „reinigen".
In unseren Breitengraden sind in den letzten Jahren verschiedene Techniken zum Reinigen und Entlasten der Seele wieder modern geworden.
Zu diesen Techniken zähle ich z. B.

- gute Gespräche mit Therapeuten, Seelsorgern, Beratern und/oder Heilern, und besonders

- das regelmäßige und bewusste Beten und Meditieren, das
- schon so viele Menschen zum bewussteren Kontakt mit
- sich selbst, der Seele und dem Göttlichen geführt hat,
- das Zur-Ruhe-Kommen, in die Stille gehen,
- körperliche und geistige Übungen, wie sie in den verschiedenen Yoga-Richtungen, wie z. B. in Kriya und Hatha, in der spirituellen Rückenschule, im Tai-Chi, beim Chi-Gong usw. gelehrt und geübt werden,
- sich bewusst zu werden, was Sie wirklich wollen und warum.

Suchen Sie sich die für Sie geeignetste Technik und wechseln Sie regelmäßig, wann immer Sie das Gefühl haben, dass es Zeit ist, etwas anderes auszuprobieren. Aber bitte fangen Sie auf jeden Fall an, etwas zu tun!

Manche Wege sind ungewohnt, neu, interessant und verlangen daher mehr Konzentration und bewusstes Leben. Dies macht es notwendig, dass Sie sich verändern, was im Grunde damit ja auch bezweckt werden soll.
Zu den persönlichen Zielen gehört aber immer, sich selbst zu lieben oder noch mehr zu lieben und aufzuhören, zu bewerten und stattdessen Veränderungen an sich zuzulassen. Sie lernen, Ihren Mitmenschen und sich selbst alles, wirklich alles zu verzeihen.
Ganz wichtig ist auch, sich – soweit möglich – nur mit den Lichtseiten von Avataren, Yogis, Ausbildern, Beratern, allen Menschen und Wesen um uns herum zu beschäftigen. Den anderen, den Schattenseiten, sollten Sie – soweit wie möglich – aus dem Weg gehen. Wir finden das, was wir suchen.

Deshalb ist es wichtig, klar zu erkennen, was wir eigentlich suchen.

Irgendwann kommen Sie an den Punkt, an dem Sie Ihr ganzes bisheriges, eigenes Leben mit all Ihren Gewohnheiten, Vorstellungen, Wünschen, Erwartungen usw. infrage stellen, um es neu zu überdenken und entsprechend zu ändern. Sie besitzen den Mut und die Kraft, sich neu auszurichten und entsprechend zu ändern bzw. Ihre Ziele und Entscheidungen bewusster zu definieren.

Gelingt ihnen all dies und vielleicht noch mehr, wie z. B. der bewusste Kontakt zum Göttlichen, dann lösen sich fast alle Ursachen für das vorhandene, andauernde Leiden und Krankheiten auf.

„Das Leben ist ein Spiel.
Spiel ist die Urkraft des Göttlichen.
Er – Es gibt uns Stichwörter
und an uns liegt es nun mal selbst,
ob wir mit ihnen, aus dem Spiel des Lebens,
ein Lustspiel oder ein Drama werden lassen.“
Sprichwort

Fangen Sie an, den Sinn Ihres Lebens zu beschreiben.
Nehmen Sie sich genügend Zeit, es wird bestimmt eine interessante Reise mit vielen Überraschungen. Sie bemerken sehr bald, wie Ihre Seele zu antworten beginnt. Lassen Sie bitte dieser Entwicklung Zeit. Sie werden von der Unerschöpflichkeit Ihrer Seele überrascht sein. Wir sind alle einzigartig und

jeder hört, spürt seine eigene Seele auf andere Weise – und manch einer wird überrascht sein von dem, was er hört und spürt …
Der Sinn unseres Lebens kann meiner Ansicht nach doch nicht ausschließlich darin bestehen, gesund und glücklich zu sein. Ebenso wenig darin, Besitz und Macht für uns selbst, unsere Nachkommen sowie ein paar Menschen um uns herum anzuhäufen und zu verteidigen. Genauso wenig, dass wir in die Erhaltung und Vermehrung unseres Eigentums die Energie unseres ganzen Lebens einbringen.

Es ist lobenswert, die Harmonie von Körper, Geist und Seele in diesem Leben anzustreben. Vorbildlich ist dies, wenn Sie dabei die Gesetze des Göttlichen und der Natur achten. Einen tatsächlichen Sinn ergibt Ihr Leben aber erst dann, wenn Sie z. B. für andere da sind, Zeit mit ihnen verbringen, ihnen helfen, sie pflegen, sie unterstützen oder Ihr Wissen an sie weitergeben. Somit geben Sie den Betreffenden die Möglichkeit, ihren eigenen Sinn im Leben zu erkennen und danach zu leben. Ist es nicht befriedigend, an der Harmonie von Mensch und Tier, der Natur und allen Wesen des Himmels und der Erde mitwirken zu dürfen?

Bewusstseinserweiternd ist es, an sich selbst zu spüren und/oder bei anderen mitzuerleben, wie Zeiten von Krankheit, Schmerz und Leid dem Einzelnen die Möglichkeit geben, die Auswirkungen seiner Taten aus diesem und aus früheren Leben und für all das, was seine Seele von anderen übernommen hat, auszugleichen. Wir sollten dem Göttlichen dankbar dafür sein, den Sinn unseres Daseins in Form von Liebe und Vertrauen spüren zu dürfen, die Beziehung zum Göttlichen stärken und festigen zu können, genauso, wie die Liebe und das Vertrauen zu sich selbst und zu allen anderen Lebewesen.

Besonders erfüllend ist es, wenn Sie den Sinn Ihres Lebens darin gefunden haben, die „Göttliche Liebe“ bewusst/er empfangen zu dürfen und Sie bereit sind, diese bedingungslose Göttliche Liebe zu erwidern.
Mit dieser Liebe auf „Wolke 7“ zu schweben, diese nun gegenseitige Liebe und das Vertrauen über die Verliebtheitsphase hinaus zu erhalten und auch im Alltag, im Weltlichen, weiterhin die Göttliche Liebe bewusst empfangen, erwidern und weitergeben zu dürfen, ist ein unglaubliches Geschenk. Die Möglichkeiten zu nutzen, diese Erfahrung und Weisheit an viele andere weiterzugeben, damit auch sie mit dem Göttlichen für Sekunden, für Minuten, für Stunden, für … verschmelzen.

„Meditate on LIGHT
First you are in the light.
Next the light is in you.
Then you are the light.“
Vor dem Tempeleingang in Puttaparthi
bei Sathya Sai Baba

„Meditiere
über das Licht.
Zuerst bist du in dem Licht,
danach ist das Licht in dir,
dann bist du das Licht.“
Übersetzung des Autors

Denken Sie bitte daran, ein einziger guter Mensch, ob er nun anderen predigt oder nicht, setzt allein durch sein Dasein in der Welt unsichtbare, gute Schwingungen in Bewegung. Diese Kraft ist groß genug, um viele disharmonische Schwingungen, die durch falsche Gedanken und Handlungen anderer Menschen entstanden sind, auszugleichen.

Warum bekämpfen sich so viele Menschen, weil sie andere Werte, Wertvorstellungen oder Glaubensinhalte haben? Warum verwenden diese Menschen so viel Energie, gegen andere zu kämpfen und sich diese zu Ihren Feinden zu machen? Liegt es vielleicht daran, dass sie zu feige oder einfach zu unwissend sind? Oder weil Sie nicht daran denken, sich mit sich selbst zu beschäftigen, um den eigentlichen Gegner, den Feind in Ihrem Innern zu bekämpfen? Um durch den Sieg über sich selbst Harmonie und Frieden, Ruhe und Stille in sich zu finden, verbunden mit Weisheit und Liebe und dadurch den Frieden mit sich und der ganzen Welt.

„Wer sich selbst, durch sich selbst besiegt,
wird Glückseeligkeit erlangen."
Aus den Veden

Erst, wenn Sie in sich Begierde, Wut, Zorn, Habgier, Eitelkeit, Stolz, Eifersucht, Neid, Missgunst und alle Verführungen überwunden haben, darüber gesiegt haben, haben Sie Ihre Unwissenheit überwunden. Nun können und dürfen Sie daran arbeiten, dass sich Ihre Reinheit und Liebe in all Ihren Gedanken, Worten und Handlungen wiederspiegelt. Und erst dann sollten Sie sich um Konflikte mit anderen kümmern.

Liebe

Mit Liebe verbinden wir ein angenehmes, positives Gefühl. Im engeren Sinne bezeichnen wir damit die wohl stärkste Zuneigung, die ein Mensch für einen anderen empfinden kann. Dabei unterscheiden wir gegenseitige und einseitige Liebe, die schnell zu Liebeskummer führen kann.

Liebe ist für viele einfach nur ein schönes Gefühl. Liebe besitzt den höchsten Stellenwert. Liebe erfolgt immer freiwillig. Das Geben in der Liebe hat nichts mit Aufgeben zu tun.

„Du brauchst nur zu lieben,
und alles ist Freude."
Leo Tolstoi 1828 – 1910

Wir kennen die Liebe in unterschiedlichen Formen wie z. B. die romantische Liebe, die erotische Liebe, die Mutter-, Vater- und Kindliebe, die Elternliebe, die Geschwisterliebe, die Freundesliebe, die Vaterlandsliebe, die Freiheitsliebe, die Nächstenliebe, die Liebe zur Natur, zu Tieren, zum Essen, zum Trinken. Des Weiteren gibt es die platonische Liebe und die Liebe zu Gegenständen oder Beschäftigungen.
Auf all diese will ich hier nicht eingehen, sondern nachfolgend nur kurz auf die Liebe zu sich selbst und die Göttliche Liebe.

Unter Liebe allgemein dürften wir alle verstehen z. B.:

Liebe ist immer ein Geschenk.
Liebe lässt sich nicht einfordern.
Liebe erhebt keine Forderungen.
Liebe stellt keine Bedingungen.
Liebe macht keine Vorwürfe.
Liebe versteht und entschuldigt alles.
Liebe distanziert sich nicht.
Liebe will alles miteinander verbinden.
Liebe ist die größte und stärkste Energie.
Liebe sucht nicht nach Argumenten.
Liebe achtet die Freiheit des anderen.
Liebe weicht, wenn sie vertrieben wird.
Liebe meidet keinen.
Liebe ist einfach und will beglücken.
Liebe ist Göttlich und nicht verstärkbar.

Wer diesen Zustand einmal erlebt hat, kann ihn nie mehr vergessen.

„Liebe
Die Liebe ist das größte Geschenk,
das uns im Leben gegeben wurde.

Sie ist die größte Macht,
die alles zu verändern vermag.

Liebe lässt die Härte schmelzen
und gleichzeitig ihre Sanftheit erstrahlen.

Sie ist der Weg der Lösungen,
in ihr finden wir Offenbarung.

Sie braucht keine Gedanken,
denn sie spricht durch unser Herz.

Sie wird niemals müde,
immer ist sie bereit zu geben.

Ist man berührt von der Liebe,
so gibt es nichts, was noch stärker wäre
in diesem Moment.

Sie ist das Ein und Alles
in Gottes wundervoller Schöpfung,
und das ewige Tor zur Glückseligkeit
in unseren Herzen."

Sprichwort

„Tatsächlich ist doch Wahrheit die Grundlage dieser Welt. Wahrheit ist Rechtschaffenheit. Alle anderen Werte sind in der Wahrheit enthalten und finden ihren Ursprung in der Wahrheit. Liebe ist eine weitere Eigenschaft, die dem Menschen innewohnt. Sie sollte manifestiert und mit einem jeden geteilt werden. Wo Liebe ist, kann kein Hass sein. Liebe transformiert sich in Gewaltlosigkeit. Wenn ein Mensch von Liebe erfüllt ist, kann er sich an keiner Form der Gewalt beteiligen.

Wo keine Liebe ist, fügen die Menschen einander Schaden zu. Aus Wahrheit geht Rechtschaffenheit hervor. Wenn diese zwei Eigenschaften zusammenkommen, ist Friede das Ergebnis. Friede manifestiert sich als ruhiges, heiteres

Verhalten. Ein Mensch in diesem Zustand sagt: ‚Ich bin friedvoll.' Etliche Menschen antworten, wenn sie nach dem Zweck ihrer spirituellen Disziplin gefragt werden: ‚Um geistigen Frieden zu erhalten.' Aber wo ist Friede? In der äußeren Welt ist nur Aufruhr. Eine Mutter liebt ihr Kind. Sie wird ihr Kind unter keinen Umständen aufgeben, auch wenn sie zur Wut provoziert wird. Liebe vertreibt die Wut. Damit Gewaltlosigkeit in der Welt vorherrscht, müssen alle die Eigenschaft der Liebe kultivieren."

Sathya Sai Baba

Die menschliche Liebe ist fast immer besitzergreifend und mit Forderungen verbunden. Die Göttliche Liebe ist bedingungslos.

Unsere Liebe, auch zu Dingen und Objekten, wird durch Bindung, Fesselung und Abhängigkeit geprägt. Durch diese werden Sie egoistisch und richten sich auf Ihr eigenes Wohl aus. Viele von Ihnen werden zudem noch besitzergreifend und setzen alles daran, das Objekt oder die Person zu besitzen und zu verändern. Sie verstärken damit aber nur Ihre Fesseln, Ihre Abhängigkeit und Ihre Bindung zum Weltlichen. Dies stellt dann die kraftraubende Seite der Liebe dar.

Die wahre, seelen- und lichtvolle Liebe ist hingegen Grundlage von allem „Kraftspendenden" wie z.B. Harmonie, Frieden, Freiheit, Ausgeglichenheit, Glücklichsein, Freude und Dankbarkeit.

Liebe ist auch Zuneigung, Freude und Dankbarkeit, die Sie spüren, wenn Sie anderen helfen oder sich um sie kümmern können.

Liebe wirkt verjüngend und durch ihre in Ihnen wohnende

Kraft bleibt kein Platz mehr für Furcht, Angst, Sorgen und Zweifel.
Liebe erfüllt Sie mit Ausdauer, Demut und Geduld.
Liebe stärkt in Ihnen Vertrauen und Glauben und bewirkt Barmherzigkeit, Großzügigkeit, Vergebung, Ehrlichkeit und Zufriedenheit.
Gott ist Liebe und Liebe ist Gott. Deshalb sollten sie sich dazu entscheiden, stets in der Liebe zu sein.
Lieben Sie all Ihre Nächste wie sich selbst.
Entschließen Sie sich in und mit der Liebe zu leben und diese Liebe überallhin, auszustrahlen.
Lieben Sie sich selbst und Ihr Leben, lieben Sie alles, was Sie bisher getan haben.
Lieben Sie all Ihre Erfahrungen und Erkenntnisse, die Sie erhalten haben, und die Ereignisse, die dazu geführt haben.
Lieben Sie alles, was sie tun.
Lieben Sie all Ihre Gedanken Worte und Handlungen.
Lieben Sie es zu dienen.
Lernen Sie und verinnerlichen Sie, einfach alles zu lieben. Wenn Sie sich lieben und damit das Göttliche, werden Sie liebevoll handeln und denken bei allem, was Sie tun. Sie werden durch diese Liebe, bei allem was Sie tun und denken, alles für das Göttliche tun. Ja, überall, in Ihnen und in jedem anderen Wesen und in allem, können Sie Enttäuschung, Elend, Krankheit, Schmerz, Leid, Armut, Hunger, Hoffnungslosigkeit, Verrat, Unehrlichkeit, etc. antreffen.
Mit Glauben, Vertrauen und der Liebe zu sich selbst und dem Göttlichen in Ihrem Bewusstsein, werden Sie all dies lindern, ändern und überwinden können.

Lieben Sie sich selbst?

Wenn Sie lernen wollen, sich selbst zu lieben, dann sollten Sie sich zunächst

- so annehmen, wie Sie sind, und zwar ohne Einschränkungen,
- selbst achten – und sich dessen auch bewusst sein,
- selbst vertrauen – und sich dessen bewusst sein,
- all Ihrer Stärken und Schwächen bewusst sein,
- all ihrer kraftspendenden und kraftraubenden Erlebnisse bewusst sein,
- von allen Verletzungen, Beleidigungen und Kränkungen, die Ihnen zugefügt wurden, befreit haben und
- sich selbst und allen anderen alles verziehen haben,
- Ihrer Gefühle bewusst sein,
- Ihrer Verantwortung sich selbst gegenüber bewusst sein,
- Ihrer Einzigartigkeit bewusst sein,
- Ihres Wertes bewusst sein,
- Ihres inneren Friedens und Ihrer inneren Freude bewusst sein,
- des Göttlichen mit seiner Liebe in sich selbst bewusst sein und
- Sie sollten bereit sein, die Liebe an alle andere weiterzugeben.

Sich selbst zu lieben bedeutet nicht, überheblich und/oder egozentrisch und selbstsüchtig zu sein. Denn selbstsüchtige Menschen sind nicht in der Lage, andere oder sich selbst zu lieben.

„Liebe deinen Nächsten wie dich selbst."
Aus der Bibel

„Und du sollst auch deine Feinde lieben."
Aus der Bibel

Sind Krankheit, Schmerz und Leid wirklich unsere Feinde?

Liebe ist die ursprüngliche Quelle unseres Lebens, unseres Selbstes. Sie ist für den Menschen so wichtig wie die Luft zum Atmen. Wenn Sie anderen gegenüber Liebe und Zärtlichkeit ausdrücken wollen, ihnen Glück und Wohlergehen wünschen, sollten Sie zuerst all diese Gefühle selbst empfunden haben. Wie können Sie anderen etwas geben, was Sie selbst nicht besitzen?

Wenn Sie sich selbst hassen oder einen Teil von sich nicht annehmen, können Sie dann einen anderen wirklich lieben? Können Sie Frieden und Freude finden, diese weitergeben, wenn Sie den inneren Frieden und die innere Freude in sich noch nicht gefunden haben? Wie können Sie selbst wirklich glücklich sein und Ihre/n Partner/in und Ihre Angehörigen, Kinder, Eltern etc. lieben, wenn Sie sich selbst nicht lieben?

„Die Liebe erträgt alles,
sie glaubt alles,
sie hofft alles,
sie duldet alles.
Die Liebe hört niemals auf."
Aus der Bibel

Wenn es Ihnen gutgeht, Sie ausgeglichen sind, Sie die Liebe, die Ihnen entgegengebracht wird, bewusst spüren und annehmen, dann können Sie diese anderen weitergeben, ihnen Kraft spenden, mit ihnen fühlen, ohne den anderen und sich selbst Kraft zu nehmen.

Wer sich selbst liebt,

- ist kein Egoist,
- gibt diese Liebe, diese unendliche Kraft bewusst an alle Wesen um sich herum weiter,
- kann auf sich und andere heilend wirken,
- kann bei sich und bei anderen alles zum Guten führen, was bedeutet, dass er den „Göttlichen“ Willen bewusst für sich selbst und andere annehmen kann.

„Hilf anderen, falls möglich.
Falls das nicht möglich ist,
füge zumindest niemandem Schaden zu.“
Aus den Lehren von Buddha ca. 563 – 483 v.Chr.

Wer nur so viel weitergibt, wie er geschenkt bekommt, wird nicht wirklich froh.
Sie haben das Gefühl, zu wenig Liebe zu bekommen? Fragen Sie sich doch einmal selbst, wie viel Liebe Sie selbst zu verschenken haben? Wer sich selbst nicht oder nur wenig liebt, kann auch nur wenig oder kaum Liebe weitergeben. Wer Liebe von anderen einfordert, andere besitzen will, der wird schnell merken: Er selbst ist ein Fass ohne Boden.

- Wie sehr lieben Sie sich selbst?
- Wie sehr sind Sie mit sich im Reinen?

- Wie sehr können Sie sich freuen?
- Wie sehr lieben Sie Ihr Leben?

Wollen Sie dahin kommen, dass Sie sich selbst lieben können? Fähig sein, diese bedingungslose „Göttliche" Liebe weiterzuverschenken, und zwar so viel, wie die anderen um Sie herum benötigen? Und das, ohne Bedingungen und Forderungen an den anderen zu stellen?
Nur wenige erreichen dies wirklich im Alleingang, deshalb empfehle ich: Suchen Sie sich jemanden Ihres Vertrauens, möglichst mit Erfahrung, der Sie auf diesem Ihren persönlichen Weg begleitet und Ihnen hilft, der Sie zwischendurch aufbaut, wenn es nötig ist, der Irrwege und Sackgassen vermeidet und Sie bei allem unterstützt. Sie sollten immer die Wahl besitzen, in welche Richtung und wie schnell Sie selbst gehen wollen, mit was Sie beginnen.

Nach meinen Erfahrungen empfehle ich Ihnen, Schritt für Schritt vorzugehen. Überfordern Sie sich nicht selbst.
Wenn Sie sich ein, zwei oder schon acht Jahrzehnte lang nicht bewusst waren, dass Sie sich selbst lieben, gönnen Sie sich die notwendige Zeit. Freuen Sie sich über jeden Ihrer Schritte und gehen Sie so behutsam wie möglich vor. Es gilt hier nicht, einen zeitlichen Rekord zu brechen. Denken Sie daran, immer in Bewegung zu bleiben, denn Bewegung ist Leben.

Einige Hilfestellungen, sich selbst lieben zu lernen, sind:
- Lernen Sie sich selbst richtig kennen, um sich besser mit Ihrer Seele auseinandersetzen zu können. Nur so werden Sie sich bewusst, ein Teil des Göttlichen zu sein.

- Befassen Sie sich immer mehr mit sich selbst, denn man kann nur das lieben, wozu man eine wirkliche Beziehung hat. Nehmen Sie sich Zeit und Ruhe dazu, und machen Sie sich, wenn nötig, Notizen.
- Schreiben hat den Vorteil, dass viele Ihrer Sinne mit einbezogen sind – weiterhin unser Verstand und unser Bewusstsein. Wir können das Geschriebene zu jeder Zeit nachlesen, verändern, streichen und ergänzen.

Bevor Sie mit dem Schreiben beginnen, versetzen Sie sich bewusst in ein kraftspendendes Gefühl. Sie tun es für sich, für Ihre Entwicklung etc. Es kommt auch nicht darauf an, ob sie eine Seite schreiben oder zehn. Vertiefen Sie das Schreiben, wann immer Sie es für richtig halten.

Nachfolgend noch einige Empfehlungen, die Sie aber immer auf Ihre individuellen Bedürfnisse anpassen sollten. Erstellen Sie sich zwei Listen: „Was sind meine Schwächen?“ und „Was sind meine Stärken?“ Nehmen Sie diese Listen am nächsten Tag erneut zur Hand und überarbeiten Sie sie.
Nach dem zweiten Durchgang notieren Sie bitte auch die Gefühle, die Sie dabei hatten. Wenn Sie wollen, teilen Sie alles in Unterpunkte auf.

Wenn Sie ehrliche Menschen um sich herum haben, bitten Sie ein paar, ebenfalls eine solche Liste Ihrer Eigenschaften zu erstellen. Vergleichen Sie diese mit Ihrer eigenen. Sie werden Unterschiede bemerken, denn Ihre Mitmenschen sehen Sie oftmals ganz anders, sodass manche Ihrer Schwächen als Stärke erscheinen mögen und umgekehrt.

Bewerten Sie bitte Ihre Stärken und Schwächen nicht. Machen Sie sich diese nur bewusst. Wenn Sie an verschiedene Erlebnisse zurückdenken, werden Sie bemerken, dass das, was Sie als eine Ihrer Schwächen ansehen, in einer bestimmten Situation tatsächlich Ihre Stärke war – und umgekehrt. Denken Sie immer daran: Ohne Schwächen gäbe es keine Stärken, beides ist notwendig, keines ist besser oder schlechter. Ihre Schwächen und Stärken sind veränderbar, anpassbar, alle sind ein wichtiger und notwendiger Teil Ihrer selbst und formen gemeinsam Ihr einzigartiges Wesen. Natürlich kann und darf jeder seine Schwächen und seine Stärken verändern, sie aufbauen, ergänzen und/oder abbauen, wie er es will. Besprechen Sie Ihre Ergebnisse und Erfahrungen mit jemandem, dem Sie vertrauen. Bearbeiten Sie diese, nehmen Sie sie an und gelangen Sie so zum nächsten Schritt. Danach geht das Kennenlernen weiter.

Weitere Listen mit den Themen, wie z.B. „Was tue ich gerne?“, „Was tue ich überhaupt nicht gerne?“, „Was tue ich liebevoll?“ können folgen. Beantworten Sie sich bitte die einzelnen Punkte auch mit der Frage nach dem, „Warum? Weshalb?“ etc.

Danach können Sie weitermachen mit „Was ist mir bisher an Kraftspendendem widerfahren?“, „Was an Kraftneutralem?“ und „Was an Kraftraubendem?“. Sie können diese Listen auch einzelnen Personen zuordnen. Nach der zweiten Überarbeitung können Sie sich Ihre Gefühle von heute und von damals bewusst werden lassen. Vergessen Sie auch nicht, Listen wie „Welche Menschen haben mich glücklich gemacht?“ und „Welche Menschen habe ich glücklich gemacht?“ anzulegen. Tun Sie all das, um sich so intensiv wie möglich kennenzulernen.

Danach folgen weitere Schritte, wie die Entlastung Ihrer Seele oder die Fähigkeit, sich selbst und allen anderen zu verzeihen. Lassen Sie sich auf Ihrer Reise weiter begleiten. Irgendwann können Sie bewusst zu sich selbst und Ihren Mitmenschen gegenüber „Ich liebe mich" sagen.
Akzeptieren Sie sich selbst. Lieben Sie sich so, wie Sie sind, mit all Ihren Schwächen und Stärken, zu jedem Zeitpunkt. Ein starkes Selbstwertgefühl setzt Liebe zu sich selbst voraus. Nur, wenn Sie so in sich selbst ruhen, ist ein ausgeglichenes Geben und Nehmen möglich.

Wenn Sie sich selbst lieben, dann werden Sie auch das Göttliche in sich selbst und in allem, was Sie umgibt, erkennen und lieben lernen.
Über diese Liebe, diese Erkenntnis zu Ihrer Selbst und des Göttlichen, können Sie den Weg finden, rein zu werden, um dann den Göttlichen Willen erkennen zu dürfen.

„Wer am meisten liebt,
der gibt am meisten weg."
Laotse

Abschließend ein paar Gedanken zur Liebe zum Nächsten.

„Du sollst Deinen Nächsten lieben wie dich selbst.
Liebt eure Feinde, segnet, die euch fluchen,
tut wohl denen, die euch hassen und bittet für die,
die euch beleidigen und verfolgen."
Aus der Bibel

Unter Nächstenliebe verstehen wir die Bereitschaft eines Menschen, seinen Mitmenschen selbstlos zu helfen und Opfer für diese zu bringen. Aber auch die Bereitschaft, anderen zu verzeihen und sich zu versöhnen, ist damit gemeint.
Wir alle sollten die Nächstenliebe nicht nur üben, sondern sie auch wirklich praktiziern, indem wir z. B.

- besonders diejenigen lieben, die uns nicht lieben,
- Mitgefühl denen gegenüber zu zeigen, die uns offensichtlich nicht so wohlgesonnen sind.
- großzügig gegenüber denen sind, die nur großzügig gegen sich selbst sind.

Wenn Sie jedoch, wie so oft und gewohnt, den anderen Kurs einschlagen und solchen Menschen gar mit Hass gegenübertreten, können weder Sie noch der andere die in uns allen wohnende Göttlichkeit erkennen.

Sathya Sai Baba sagt über die Nächstenliebe:
„Es ist nichts Großartiges, jenen zu helfen, die euch halfen. Derjenige ist erhaben, der sogar jenen hilft, die ihm schadeten. Es reicht nicht aus, nur euch selbst zu lieben. Ihr solltet auch eure Nächsten (Nachbarn) lieben. Ihr solltet das Empfinden entwickeln, dass jeder zu euch gehört und die gleiche Göttlichkeit allen Menschen innewohnt. Beispielsweise steht nur ein Mond am Himmel, der sich in tausend Gefäßen widerspiegelt. Ihr seht daher den Mond gesondert in jedem der Gefäße. Könnt ihr deshalb behaupten, es gäbe tausend Monde? Nein!
In der Tat, sucht ihr in der äußeren Welt nach euch selbst? Nein! Eure wahre Natur ist nur in euch zu finden. Ihr seid nur ihr selbst. Entsprechend ist es vergeblich, nach Gott im Außen zu suchen und zu fragen: ‚Wo kann ich Gott finden?' Gott ist allgegenwärtig.

Deshalb hilft es euch nichts, zu fragen: ‚Wo ist Gott?' Erkennt als Erstes euch selbst, denn erst dann werdet ihr alles andere erkennen. Leider versuchen die Menschen heutzutage alles über die äußere Welt herauszufinden, ohne zuerst sich selbst zu erkennen. Diese Vorgehensweise ist zwecklos. ‚Erkenne dich selbst! Dann wirst du alles erkennen.' Erinnert euch selbst daran: Ich bin die Verkörperung des Göttlichen, das Göttliche wohnt in mir."

Regeln zur Güte vom Dalai Lama

- Belügen Sie niemals jemanden, es sei denn, Sie könnten anderen durch Lügen großen Nutzen bringen.
- Helfen Sie anderen Menschen direkt oder indirekt, auf dem Weg zur Erleuchtung voranzuschreiten.
- Behandeln Sie alle Lebewesen mit Respekt.
- Betrügen Sie niemals irgendjemanden und bleiben Sie immer aufrichtig.

Ebenfalls vom Dalai Lama:

- Toleranz lernen wir nicht von unseren Kindern, von ihnen lernen wir vielleicht Geduld.
- Toleranz lernen wir meist von unseren Gegnern, von Andersdenkenden, diese werden hier zu unseren Lehrmeistern.
- Wir sollten unserem Gegner gegenüber keinen Zorn empfinden, sondern Respekt. Daraus können wir dann Mitgefühl, die Fähigkeit, mit ihnen zu fühlen, entwickeln.

Wenn man auf Ungerechtigkeit und Ausbeutung stößt, sollte man nicht in passive Toleranz gehen, sondern aktiv Widerstand leisten und all seine Fähigkeiten einsetzen, um diese Umstände zu ändern.

Die „Göttliche“ Liebe

Ich verstehe darunter nicht, die Gottheiten der Liebe zu verehren, wie Venus und ihren Sohn Amor oder Aphrodite und ihren Sohn Eros. Ich verstehe darunter die oft ausgesprochene Weisheit „Gott ist die Liebe“. Daher erhalten wir vom Göttlichen die universelle, allgegenwärtige und bedingungslose Liebe, die der Ursprung sämtlicher Religionen des Universums ist.

„Das Erste ist: Höre, Israel, der Herr, unser Gott, ist der einzige Herr. Darum sollst du den Herrn, deinen Gott, lieben mit ganzem Herzen und ganzer Seele, mit all deinen Gedanken und all deiner Kraft. Als Zweites kommt hinzu: Du sollst deinen Nächsten lieben wie dich selbst. Kein anderes Gebot ist größer als diese beiden.“
Jesus Christus

„Ich aber sage euch: Liebt eure Feinde und betet für die, die euch verfolgen, damit ihr Söhne eures Vaters im Himmel werdet; denn er lässt seine Sonne aufgehen über Bösen und Guten, und er lässt regnen über Gerechte und Ungerechte. Wenn ihr nämlich nur die liebt, die euch lieben, welchen Lohn könnt ihr dafür erwarten? Tun das nicht auch die Zöllner? Und wenn ihr nur eure Brüder grüßt, was tut ihr damit Besonderes? Tun das nicht auch die Heiden? Ihr sollt also vollkommen sein, wie es auch euer himmlischer Vater ist.“
Jesus Christus

Wir alle können und werden das Göttliche, solange wir auf der Erde sind, wohl nicht in seiner Gesamtheit begreifen. Wir können jedoch, wenn wir seine Liebe annehmen und diese erwidern, uns mit dem Göttlichen verbinden.

„Liebe ist schärfer als das schärfste Schwert.“
Aus der Bibel

Heute müsste man wohl sagen:
Liebe ist gewaltiger als die Neutronenbombe.

Das Göttliche gibt und bietet uns ständig seine bedingungslose Liebe an. Die „Göttliche“ Liebe, diese universelle Kraft des Kosmos, des Universums, erhalten wir kostenfrei. Die „Göttliche“ Liebe erhält alles um uns herum und auch uns selbst. Warum nutzen wir diese Kraft so selten bewusst? Warum lassen wir diese Kraft nicht bewusst in uns, für alles, was wir tun, bewusst und gezielt zu? Liebe kann alles: heilen, alles verändern, und ist durch nichts aufzuhalten.
Jesus Christus, Mahatma Gandhi und Martin Luther King und viele mehr lebten uns dies vor. Menschen, die Liebe einsetzen, sind offensichtlich nicht aufzuhalten – es sei denn durch den Tod.

„Beginne den Tag mit Liebe.
Fülle den Tag mit Liebe.
Beende den Tag mit Liebe.
Das ist der Weg zu Gott.

Gott ist Liebe, Liebe ist Gott!
Euer Körper ist der Tempel Gottes.“
Sathya Sai Baba

„Vertrauen in Gott“ von Sathya Sai Baba
„Gott ist die Kraft, die durch alles wirkt. Sie ist stärker und mächtiger als alles Sichtbare und Unsichtbare. Gott ist die Liebe, die jeden von uns gleich liebt. Nur in Ihm finden wir die letzte Wahrheit, Liebe und Glückseligkeit.

Diese Quelle ist in jedem von uns und dient, um unser eigenes Leben und unseren Alltag in höchster, positiver Form zu gestalten – zu unserem eigenen Wohle und damit zum Wohle allen Lebens. Sie ist unabhängig von jeglicher Religions- und Glaubensform. Sie ist frei in uns.

Gott spricht durch die innere Stimme zu uns. Wir hören diese in der Stille und Ruhe besser. Stille finden wir in der Natur, dort wo auch Gott in jedem Blatt, in jeder Blume und in jedem Tier wohnt. Auch die Liebe in unserem Herzen ist Gott. Die Liebe hat die Kraft und Wirksamkeit, Wundervolles zu entfalten und schwierige Dinge aufzulösen.

Oft fragt sich der Mensch, warum er Gott nicht hören kann. Dies wird durch den äußeren Lärm, durch die Ablenkungen, immer etwas ‚tun‘ zu müssen, durch negatives Denken oder weil wir unser Vertrauen zu Gott ganz aufgegeben haben, verhindert. Dadurch trennen wir uns vom Positiven.

Wenn wir Gott bitten, uns in allen Lebenssituationen zu führen, wird er dies tun, egal, was wir bisher im Leben getan haben. Das ‚Jetzt' ist der richtige Moment und entscheidend zur Veränderung. Er zeigt uns auf unserem Weg auf unterschiedlichste Art und Weise, was zu tun ist.

Um Gott zu erreichen, brauchen wir nichts zu ‚können' oder etwas ‚Besonderes' zu sein. Unsere Gebete sollen einfach sein, weil Gott einfach ist. Das Gebet eines Kindes hört er genauso, wie das eines Erwachsenen. Er hört den Hilferuf eines Tieres ebenso, wie er um die Bedürfnisse eines jeden Lebewesens in seiner Schöpfung weiß.

Er hört jeden von uns. Es gibt niemanden, der einen besseren ‚Draht' zu ihm hätte als wir selbst, in unseren eigenen Situationen.

Wir sollten nur auf unsere Bitte vertrauen. Das Richtige, und was zu unserem Wohle führt, geschieht.

Der Mensch mit Gott – ist die ‚unendliche' Kraft mit grenzenlosen Möglichkeiten, der Mensch ohne Gott – die ‚menschliche' Kraft mit begrenzten Möglichkeiten.

Zur Liebe gab Swami folgende Botschaft: Es ist nicht genug, Gott zu preisen; ihr müsst Ihn lieben. Aber seid nicht nur Gott, meine Liebenden; werdet zur Liebe selbst. Ein Liebender liebt vielleicht ein oder zwei Menschen, aber Liebe umfasst die ganze Welt. Sathya Sai Baba spricht euch als Verkörperungen der Liebe an. Jeder ist Liebe. Die Liebe eines Liebenden ist eng, aber die universale Liebe ist vollkommen und weit. Füllt eure Herzen mit Liebe; das ist die wahre Bedeutung."

Wunder sind letztlich erlebte Kontakte mit dem Göttlichen.

Es fehlt uns oft an nichts, wir besitzen alles, was notwendig ist, sind reich und ohne Angst. Unsere Balance zwischen spirituellem und materiellem Bewusstsein sollte jedoch ausgeglichen sein. Wenn wir uns als geistiges Wesen verstehen, gewinnt unser Dasein an Dimension. Alles ist lebendig und nichts ist gleich.

„Weder Ravi Varma noch irgendeine andere Person hat Gott tatsächlich gesehen. Ihr seid wahrhaft Gott! Denkt nicht, Gott sei irgendwo an einem fernen Ort. Ihr selbst seid Gott. Entwickelt dieses Vertrauen. Wenn ihr euch jedoch als Gott betrachtet, müsst ihr göttliche Eigenschaften entwickeln. Erst dann seid ihr dazu berechtigt, euch als Gott zu betrachten. Da niemand das Wesen der Göttlichkeit jemals auf diese Weise erklärt hat, sind die Menschen in dogmatische Theorien verfallen. Gott wohnt jedem Menschen, sogar allen Lebewesen, inne. Es gibt keine Stelle, an der Gott nicht gegenwärtig ist.
Wo immer ihr hinschaut, Gott ist dort gegenwärtig. Tatsächlich braucht ihr nicht hierher zu kommen, um Gott zu sehen. Er ist sehr wohl an dem Ort, wo ihr wohnt, gegenwärtig. Ohne diese Wahrheit zu erkennen, geben die Menschen viel Geld aus und begeben sich auf Pilgerreisen. Das ist nicht, was von euch erwartet wird. Entwickelt in euch die Eigenschaft der Liebe und teilt sie mit allen. Dann können alle Menschen eins werden. Alle sind eins, seid zu jedem gleich. Kein Lebewesen kann jemals ohne Liebe leben. Leben ist nur mit Liebe möglich. Entwickelt deshalb ein liebendes Wesen. Wenn ihr heimgeht, schließt eure Augen und besinnt euch auf Gott. Ihr werdet ihn gewiss in eurem eigenen Herzen finden. Wenn ihr eure Augen der äußeren Welt öffnet, seht

ihr alles und jedes. Was glaubt ihr, ist der Zweck, zu dem euch die Augen gegeben wurden? Nur, um Gott zu sehen."
Sathya Sai Baba

Es gibt unendlich viele unterschiedliche Wege zum Glück. Es ist – nach der Liebe – das größte Geburtsrecht eines jeden Menschen. Das Glück ist nichts ohne die Liebe. Beides finden wir aber nur in uns selbst, in unserer Seele. Wer Glück und Liebe in sich gefunden hat, ist reicher als jeder Milliardär. Äußeres (weltliches) Glück hält oft nur Sekunden, Minuten oder Stunden an. Das innere Glück dagegen ist beständig, dauerhaft und ewig.

Die große bedingungslose Liebe erreichen Sie, indem Sie keine individuelle oder selbstsüchtige Liebe mehr in sich selbst zulassen. Wenn Sie wirklich allen Menschen und Wesen gegenüber dieselbe gleichwertige Liebe empfinden, dann können Sie auch die bedingungslose Liebe des Göttlichen gleichwertig erwidern. Wenn Sie das Göttliche, seine Liebe, bewusst spüren, dann können Sie diese in all Ihre Gedanken, Vorstellungen, Wünsche und in all Ihr Tun mit einbeziehen. Es liegt dann nur an Ihnen, durch diese „Göttliche Liebe" in sich selbst die Harmonie von Körper, Geist und Seele zuzulassen und diese Harmonie und Liebe von nun an und für alle andere auszustrahlen und weiterzugeben. Die Liebe des Göttlichen, diese bedingungslose Liebe, schenkt uns vor allem Freiheit. Wenn Sie selbstlos lieben, ist alles gleich gültig, alles gleichwertig und alles gleich wertvoll.
Sie sollten gelassen, vertrauensvoll und dankbar alles annehmen was das Göttliche für Sie bereithält, denn das Göttliche sendet Ihnen nur, was Sie für Ihre Entwicklung benötigen.

Gedanken zum Beten

Ein Gebet sollte nicht nur Bitte, Fürbitte, Dank und Anbetung sein, sondern ein bewusstes Gespräch mit dem Göttlichen. Wenn wir beten, sind wir in direktem Kontakt zum Göttlichen. Beim Gebetsinhalt gilt es bewusst zu beachten,

- nicht um Oberflächliches zu bitten,
- nicht für etwas zu beten, das für andere zum Nachteil wäre,
- nicht um die Bestrafung von anderen zu beten,
- dass wir niemals um Geld, Macht und ein langes Leben für uns selbst beten sollten.

Das Göttliche will nicht angebettelt werden. Es will von uns wie Mutter und Vater mit der freudigen Erwartung eines Kindes um das gebeten werden, was wir wirklich benötigen – und zwar mit der Gewissheit, dass „Es" unsere Bitten wie kluge Eltern erhören und – entsprechend unserem derzeitigen Entwicklungsstand – zur Verfügung stellen wird.

„Die meisten Menschen halten den Lauf der Dinge
für natürlich und unvermeidbar
und ahnen nicht,
welch tief greifende Veränderungen
durch das Gebet möglich sind."
Paramahansa Yogananda

Gebete können laut gesprochen, gesungen oder im Stillen

verrichtet oder auch getanzt werden. Man kann allein oder mit vielen beten. Überall gibt es für sämtliche Altersstufen Gebetskreise oder -gruppen, die sich regelmäßig treffen, um sich gegenseitig im Gebet zu unterstützen, auszutauschen, den Glauben zu teilen.
Wenn wir das Göttliche z. B. bitten, dass alle Menschen empfänglicher für den Glauben werden, dann unterstützen wir das Gute in dieser Welt. Durch diese Kraft erzeugen wir größere Harmonie, Hilfsbereitschaft und Frieden in der Welt.

„Wenn ihr betet, macht es nicht so wie die Heuchler, die sich dazu gern in die Synagogen und an die Straßenecken stellen, damit sie von den Leuten gesehen werden. Ich versichere euch: Mit dieser Ehrung haben sie ihren Lohn schon kassiert. Wenn du betest, geh in dein Zimmer, schließ die Tür und bete zu deinem Vater, der im Verborgenen ist. Dann wird dein Vater, der ins Verborgene sieht, dich belohnen. Beim Beten sollt ihr nicht plappern wie die Menschen, die Gott nicht kennen. Sie denken, dass sie erhört werden, wenn sie viele Worte machen. Macht es nicht wie sie! Denn euer Vater weiß ja, was ihr braucht, noch bevor ihr ihn bittet."
Jesus Christus in der Bergpredigt

Viele Menschen beten nur dann, wenn sie etwas brauchen oder weil sie in einer konkreten Notsituation sind. Dann erinnern sie sich plötzlich an das Göttliche und klammern sich daran, wie an einen letzten Strohhalm.

„In der Not öffnen sich die Herzen zu Gott!
In der Not weint man bittere Tränen …
In der Not hebt man den Kopf zum Himmel

und ruft nach mir …
In der Not findet man mich …
Warum erst, wenn die Not gekommen ist?
Weil es so ist!
Hauptsache ist, dass ihr mich findet,
um den Sieg der Einswerdung
mit mir zu feiern …
Die Not wird mit meiner Liebe belohnt.
Daher lohnt es sich, gelitten zu haben."
Anne Hübner

Viele Menschen beten zu gewohnten Zeiten die immer gleichen Gebete und „leiern" diese mehr oder weniger runter. Sie sind mit ihren Gedanken ganz woanders, sehnen womöglich schon das Ende des Gebetes herbei. Viele Menschen beten mit ihrem Verstand zum Göttlichen und wissen nicht, dass man eigentlich mit „Herz und Seele" zum Göttlichen sprechen sollte. Manche Menschen wiederholen Gebete, Mantras x-mal, 108-mal, tausende Male, in Nepal bis zu einer Million Mal. Zahlreiche Menschen meditieren regelmäßig mit verschiedenen Mantras, mit unterschiedlichen geistigen und körperlichen Übungen. Viele danken dem Göttlichen bewusst für alles, was sie erhalten, mit der inneren Sicherheit, das vom Göttlichen zu erhalten, was für ihre Entwicklung notwendig ist. Egal, um was es sich dabei handelt, sie nehmen alles Göttliche dankbar an.

Das Göttliche hört und nimmt alles auf.

Verstehen Sie den lieben Gott, das Göttliche, seine „Gött-

liche" Liebe nur als Einbahnstraße? Verstehen Sie das Beten, diese Kontaktaufnahme zu Ihm nur als einen inneren Monolog?
Wie schon oben geschrieben, wissen wir: Das Göttliche hört, spürt jeden Gedanken, jede Regung, jedes Wort von uns, bereits bevor es uns bewusst wird.
Ist es nicht wunderbar, dass wir uns diesem wunderbaren Wesen zuwenden, uns Zeit für „Es" nehmen können, um auf seine Antwort, seine Weisheit zu lauschen? Kam es Ihnen noch nie in den Sinn, sich vom allwissenden Göttlichen eine Antwort geben zu lassen? Ich kann Ihnen versichern, dass es unglaublich schön ist, wenn man mithilfe kleinerer Übungen und viel Liebe dauernd (oder zumindest zeitweise) das Göttliche spüren sowie bewusst seine Weisheit, seine Antworten empfangen darf.

„Es ist nicht wesentlich,
was wir sagen,
sondern was Gott uns sagt,
und durch uns sagen will."
Mutter Teresa 1910 – 1997

Ich weiß, jeder kann dies erreichen, der den Weg zum Göttlichen bewusst einschlägt. Fangen Sie damit an, bewusst zu beten. Die Worte bewusst

- vom Inhalt her,
- von den Wünschen her,
- von den Erwartungen her,
- vom Bitten her,
- vom Danken her,

zum Göttlichen in Ruhe auszusprechen oder in Gedanken konzentriert zu beten.
Beginnen Sie das Gespräch freundlich oder liebevoll, wie bei einem ganz gewöhnlichen Gesprächspartner, und warten Sie besonders am Anfang geduldig auf die Antworten des Göttlichen.
Durch das Warten und konzentrierte Lauschen stellen Sie Ihre inneren Antennen quasi auf den „Göttlichen" Sender ein, indem Sie diese etwas weiter vom Weltlichen weg justieren. Nun sind Sie bereit, das Göttliche bewusst zu empfangen bzw. es wird Ihnen möglich sein, seine Worte zu vernehmen.
Überdenken Sie die Antworten, verarbeiten Sie diese und danken Sie Ihm. Wenn Sie möchten und es angebracht ist, können Sie das Gespräch jederzeit fortsetzen.
Auf jeden Fall sollten Sie von Anfang an Geduld haben.
Wenn Sie zum Göttlichen Kontakt aufgenommen haben, können Sie versuchen, immer, zu jeder Zeit, egal, was Sie gerade tun, an das Göttliche zu denken. Wiederholen Sie dabei stets den Namen, der Ihrer Ansicht nach dem Göttlichen am ehesten entspricht (lieber Gott, Vater, Allmächtiger, Jesus ...), solange Sie es wollen und können.

„Gott ist Geist und die ihn anbeten,
die müssen ihn im Geist und in der Wahrheit anbeten."
Aus der Bibel

Beachten Sie bitte auch immer die Gefühle, die Sie dem Göttlichen gegenüber haben.

Viele Menschen sprechen in einer fast leichtsinnigen Art und Weise vom Göttlichen, ohne sich bewusst zu sein, was es bedeutet, vom lieben, d.h. liebenden Gott zu sprechen. Dennoch erwarten sie prompt seine Liebe, seine Fürsorge und seinen Schutz, sobald sie einmal an Ihn denken.
Überlegen Sie einmal, wann und wie Sie dem Göttlichen ihre Liebe zeigen bzw. diese erwidern.
Ich sage Ihnen, wenn Sie den Weg bewusst gehen wollen, mit dem Göttlichen leben, seine bedingungslose Liebe nicht nur annehmen, sondern bewusst erwidern wollen, werden Sie sich seiner ganzen Weisheit bewusst. Sie werden den Frieden in sich selbst finden und Liebe ausstrahlen. Ich wünsche Ihnen dies von Herzen!

„Bis hierher hat
Gott geholfen,
Gott hilft noch,
Gott wird weiter helfen.“
Sprichwort

Wer nun sein ganzes Vertrauen in die Medizin anstatt in Gottes unbegrenzte Heilkraft setzt, wird mit Sicherheit irgendwann enttäuscht werden. Medikamente einzunehmen, eine Operation nach der anderen durchführen zu lassen oder sämtliche heilige Schriften dieser Welt zu lesen, kann uns oft nur vorübergehende Erleichterung verschaffen.

Es reicht nicht aus, sich Gottverbundenheit auf die Fahne zu schreiben und Gebete oberflächlich und aus Pflichtgefühl herunterzubeten. Dunkelheit besteht nur dort, wo kein Licht ist.

Das Dunkle der Krankheit kann nicht länger bestehen, wenn man das vollkommene Licht Gottes in sich trägt, es tatsächlich spürt. Die meisten Menschen beten erst dann, wenn ihnen bewusst wird, dass in einer Notsituation offensichtlich nur noch eine höhere Macht helfen kann, beispielsweise, wenn einem vom Arzt gesagt wird, dass er „austherapiert" ist. Sie beten dann oft mit ungläubigen Herzen und einem Gefühl der Hoffnungslosigkeit, weil sie daran zweifeln, ob das Göttliche sie tatsächlich erhören wird. Manche beten, ohne sich wirklich Zeit zu nehmen bzw. eine Antwort des Göttlichen Gegenübers abzuwarten.

Betrachten Sie z. B. Abraham, Moses, Jesus, Mohamed oder andere heilige Gestalten der Weltgeschichte: Sie alle nahmen sich Zeit und warteten oft unendlich lang, bis sich ihnen das Göttliche offenbarte.

„Der Mensch ist von Gott
nie weiter entfernt als ein Gebet."
Mutter Teresa 1910 – 1997

Es ist also, wie gesagt, eine gewisse Ausdauer vonnöten, will man in einen echten und ehrlichen Kontakt mit dem Göttlichen treten. Wie und wann auch immer das Göttliche nun reagiert, Ihnen antwortet, Ihnen ein Zeichen gibt – Sie sollten nie aufhören, dem Göttlichen Liebe zu senden oder seine liebevolle Zuwendung zu erwidern.

Jedes Gebet, jeden Gedanken von uns, wird vom Göttlichen registriert, doch es antwortet nicht immer sofort so, wie wir uns dies vorstellen. Es hat seine eigenen Gesetze und reagiert,

wenn „Es" sicher ist, dass der Betende wirklich nur „Ihn“ alleine ersehnt.
Bei allem, um was Sie das Göttliche bitten, überlassen Sie es bitte stets *Seinem* Willen, ob Ihre Wünsche in Erfüllung gehen. Denn nur das Göttliche weiß, was Sie für Ihre Entwicklung wirklich benötigen. Sie können „Es“ aber schon vorab fragen, ob Sie um dies oder das bitten dürfen, besonders, wenn Sie ganz speziell für sich selbst oder wenn Sie um etwas sehr „Weltliches“, Materielles bitten. Vor allem sollten Sie auch nach dem Gebet den Kontakt nicht abreißen lassen. Ein liebevoller Gedanke, ein kleines Stoßgebet reichen schon aus, um das Göttliche im eigenen Tagesablauf zu integrieren.

„Verzage nicht, auch bei allzu großem Leid;
Vielleicht ist das Unglück
die Quelle eines Glücks.“
Menandros um 300 v.Chr.
aus „Fragmente“

Dieser Spruch mag eine Erklärung dafür sein, warum viele große Heilige Zeit ihres Lebens nicht von Krankheit, bitterer Armut oder Versuchungen verschont blieben. Oft zeigte sich Gott ihnen gerade dann, wenn das Leid am größten war und sie zu der Einsicht gekommen waren, dass nichts auf dieser Welt Gott vorzuziehen sei.

Bewusstes, aufmerksames und konzentriertes Beten ohne Zeitdruck ist zudem ein guter Weg, um wieder mit uns selbst, mit unserer Seele in Kontakt zu kommen. Während wir im Gebet sind, erhalten wir dabei oft unmerklich Unterstützung

„von oben", z. B. durch Avatare, Erzengel, Engel, Heilige, Yogis oder unsere Ahnen. Wenn wir meditieren, in die Stille gehen, Stille zulassen, in uns gehen oder Gebete oder Mantras sprechen, kommen wir – wenn wir geduldig genug sind und regelmäßig üben – an unser Innerstes.
Beginnen Sie dabei mit ein paar Minuten täglich und steigern Sie die Zeitspanne stetig – je nachdem, wie es die Umstände erlauben.
Sie brauchen natürlich nicht täglich mehrere Stunden zu meditieren, wie es z. B. in einem Kloster oder in einem Ashram getan wird.
Wichtig ist allein, sich im Alltag Zeit für sich und seinen Weg zum Göttlichen zu nehmen – und diese auch zu nutzen.
Während des Urlaubs ist auch eine günstige Gelegenheit, das Meditieren auszuprobieren, oder am Wochenende, wenn wir den Arbeitsalltag besser hinter uns lassen können.

„Kein Bemühen ist vollkommen
ohne das Gebet – ohne die Erkenntnis,
dass auch die größte
menschliche Anstrengung erfolglos bleibt,
wenn sie nicht Gottes Segen hat."
Mahatma Gandhi 1869 – 1948

Wenn Sie beginnen, diesen Weg zu gehen, sollten Sie also am besten täglich morgens und/oder abends eine gewisse Zeit einplanen. Regelmäßigkeit und eine feste Zeitplanung sind immer gute Hilfsmittel, um etwas Neues zu erlernen.
Auf dem Weg zu uns selbst können wir uns beispielsweise fragen beantworten wie *„Was ist mein Auftrag vom Göttlichen?*

Warum bin ich hier? Was soll ich bewegen? Was soll ich in mir verändern und dadurch bei anderen und in der Welt?"
Zu Beten erfordert Glauben und Glauben erfordert natürlich auch Mut. Durch das Gebet erreichen Sie Ebenen und Dimensionen, die Ihrer Vernunft nicht zugänglich sind.
Das bedeutet auch „Dein Wille geschehe, im Himmel so auf Erden" bewusst anzunehmen und zuzulassen bzw. bereit zu sein, sämtliche Möglichkeiten anzunehmen. Sie akzeptieren Freude und Schmerz genauso wie Glück und Leid.
Sie haben verinnerlicht, dass das Göttliche Ihnen oder anderen Menschen nur das sendet, was jeder Einzelne benötigt bzw. was in seinem jeweiligen Lebensplan vorgesehen ist.
Sie werden danach streben, all Ihre Fähigkeiten und alles, was das Göttliche für Sie bereithält, bewusst einzusetzen, um seinen Göttlichen Willen erkennen und diesen dann umsetzen und ausführen zu dürfen.

Nachfolgend ein paar Gebete, die mir und vielen Menschen, die zu mir kamen, schon geholfen haben.

Das Vaterunser zitiert aus „Flüstern aus der Ewigkeit" von Paramahansa Yogananda.

„O Himmlischer Vater, Mutter, Freund
(und Partner), geliebter Gott!
Mögen wir nicht aufhören, schweigend
deinen heiligen Namen zu wiederholen,
bis wir dir immer ähnlicher werden!

Erfülle uns mit göttlicher Begeisterung,
damit wir nicht mehr die Materie,

sondern nur noch dich anbeten.
Läutere unsere Herzen,
damit sich dein vollkommenes Reich durch uns
auf Erden offenbare
und alle Völker von ihrem
Elend erlöst werden.
Mögen unsere befreiten Seelen auch
nach außen hin Gutes bewirken.

Stärke unseren Willen,
damit wir unsere weltlichen Wünsche
überwinden und stets im Einklang
mit deinem fehlerlosen Willen handeln.

Gib uns unser tägliches Brot: Nahrung,
Gesundheit und Wohlergehen für den Körper,
Leistungsfähigkeit für den Geist
und vor allem deine Liebe und
deine Weisheit für unsere Seelen.

Nach deinem Gesetz wird man uns mit dem Maß,
mit dem wir messen, wieder messen.
Mögen wir allen, die uns kränken,
vergeben und nie vergessen, dass wir selbst
von deiner Gnade abhängig sind.

Lass uns nicht durch den Missbrauch
unserer gottgegebenen Vernunft in die Grube des
Irrtums fallen. Wenn es aber dein Wille ist,
o Geist, uns zu prüfen, so mache dich
selbst verlockender als alle Versuchungen.

Hilf uns, die schattenhaften Fesseln
des einzigen Übels abzuwerfen:
in Unkenntnis deiner selbst zu leben.
Denn dein ist das Reich und die Kraft
und die Herrlichkeit in Ewigkeit.
Amen!“

Für uns und all die Menschen um uns herum.

„Beschwörend bete ich zu dir, mein Gott.
Ich vertraue mich selbst
und mein ganzes Leben
mit all meinen Wünschen ganz dir an.
Mein Herr und mein Gott,
ich weiß, dass du mir nur das sendest,
was ich für meine Entwicklung
(jeweils) benötige,
und was immer es ist,
ich werde es dankbar annehmen.
Gib mir dafür bitte Kraft
und deine Liebe und deine Weisheit.
Dein Wille geschehe, nicht meiner.
Du, mein Vater, meine Mutter, mein Freund
und mein Partner
mein Herr und mein Gott.
Ich danke dir, geliebter Gott.
Amen!“

„Beschwörend bete ich zu dir, mein Gott.
Du, mein Vater, meine Mutter, mein Freund
und mein Partner.
Beginnend mit der frühen Morgendämmerung
will ich meinen Frohsinn auf alle ausstrahlen,
die mir heute begegnen.
Ich will der geistige Sonnenschein für alle sein,
die meinen Weg kreuzen.
Geliebter Gott, hilf mir dabei
und lass es bitte geschehen.
Ich danke dir, meinem geliebten Gott.
Amen!"

Bei karmischen Ursachen (auch in der „Ich"-Form möglich).

„Mein Herr und mein Gott, wir bitten dich
um Verzeihung für alles,
was wir getan haben,
bewusst oder unbewusst,
in diesem und in früheren Leben und
für alles, was unsere Seelen
für andere übernommen haben.
Wir bitten dich für uns alle um Verzeihung,
für alles, was Krankheit,
Schmerz und Leid bei uns selbst und/oder bei anderen
hervorbringen kann oder es schon getan hat.
Wir bitten dich für uns alle um Verzeihung,
mein Herr und mein Gott.
Du weißt, wir bereuen alles,
was wir tun und getan haben,

was uns von dir entfernt, jeden Schritt und jede Tat,
wenn sie uns bewusst wird,
so bitte ich dich,
stärke unser Bewusstsein,
sodass wir schneller und leichter
erkennen können,
wenn wir uns von dir entfernen und
es so vermeiden können.
Wir bitten dich, öffne die Herzen
und die Seelen der Betroffenen
und alle Seelen um diese herum.
Erfülle all ihre Seelen mit deiner Liebe.
Stärke und verankere
ihre Liebe und ihr Vertrauen
zu dir, mein geliebter Gott.
Stärke und verankere ihre Liebe
und ihr Vertrauen zu sich selbst
und stärke und verankere ihre Liebe
und ihr Vertrauen zu allen anderen.
Schenke ihnen von deiner Weisheit
so viel wie notwendig,
damit sie erkennen, was zu erkennen ist.
Gewähre ihnen den Ausgleich
für all ihre Taten in diesem und in
früheren Leben und aus dem,
was ihre Seelen für andere übernommen haben.
Lass es bitte geschehen.
Gib ihnen die Harmonie
von Körper, Geist und Seele,
nach der sie so sehr suchen
und die sie so sehr benötigen.

Gib ihnen die Kraft, sich von ihren Krankheiten,
Schmerzen und Leid zu trennen.
Wir denken da besonders an …
Lass es bitte geschehen.
Dein Wille geschehe, mein Herr
und mein Gott.
Wir danken dir, mein geliebter Gott.
Amen!"

Für unsere Verbindung zum Göttlichen.

Gebet von Klaus von der Flüe, 1417 – 1487
ein Schweizer Mönch und Mystiker.

„Beschwörend bete ich zu dir, mein Gott.
Mein Herr und mein Gott
nimm von mir,
was mich hindert zu dir.
Mein Herr und mein Gott,
gib mir, was mich fördert zu dir.
Mein Herr und mein Gott,
nimm mich mir
und gib mich ganz zu eigen dir.
Lass es bitte geschehen.
Ich danke dir, geliebter Gott.
Amen!"

Gedanken zur Meditation

Meditation bedeutet so viel wie „zur Mitte ausrichten“ oder auch „das Nachdenken über“ und gehört zu den wichtigsten spirituellen Praktiken. Von manchen Menschen wird sie auch als eine Wissenschaft angesehen, die zur Vereinigung der Seele mit dem Geist führen kann.

Indem sich der Geist durch Konzentrationsübungen beruhigt und sammelt, erweitert sich das Bewusstsein; daher gilt die Meditation in vielen hinduistischen und buddhistischen Techniken als ein Weg zur Erleuchtung, dem Einswerden mit dem Göttlichen. Meditation ist also letztlich nichts anderes als Gebet.

Meditation kann man strenggenommen nicht lehren, weil die Abläufe mit dem Verstand nicht greifbar sind. Allerdings kann man Wege und Techniken übernehmen, die andere schon vor einem praktiziert haben, von ihren Erfahrungen profitieren, sich auf Hindernisse und Schwierigkeiten hinweisen lassen. Aber letztlich sollte jeder beim Erlernen der Meditationstechniken seinen eignen Weg finden und die Möglichkeiten entdecken, die Ihr Leben prägen und verändern können. Sie werden für sich die Kraft und Macht spüren und auch die Möglichkeit finden zu sich selbst und zum Göttlichen zu gelangen. Sie werden erleben, dass es immer wieder Rückschläge geben kann, aber mithilfe Ihres Lehrers und Ihres konzentrierten und disziplinierten Verhaltens werden Sie solche Hindernisse überwinden.

Nur wenigen Auserwählten ist die Aufgabe bestimmt, ihr Leben überwiegend in Meditation zu verbringen. Die „gewöhnlichen“ Menschen sollen die Meditation immer wieder verlassen, um „in der Welt“ all Ihr Tun und Denken auf das Göttliche auszurichten. Um durch Ihr Vorbild andere Menschen zum Nachdenken und zum Verändern zu bewegen.

Es gibt viele verschiedene Arten der Meditation, manche sind mit bestimmten Atemtechniken und Körperhaltungen verbunden. Es gibt den Lotossitz, für den man etwas Übung braucht, den etwas leichter auszuführenden Schneidersitz, oder den Kutschersitz, bei dem man ganz einfach gerade auf einem Stuhl Platz nehmen kann. Aber auch liegend, stehend oder kniend ist das Meditieren möglich.
Jeder wird schon nach kurzer Zeit spüren, welche Technik bzw. Haltung für ihn die optimale ist.

„In der Ruhe liegt die Kraft.“
Volksmund

Wie viel Zeit gönnen Sie sich für die Ruhe?
Bevor Sie sich daran machen, den Weltfrieden einzuläuten, sollten Sie sich zunächst um Ihren inneren Frieden bemühen. Auch diesen finden Sie am besten in der Meditation.
Erst, wenn Sie in sich selbst Frieden geschaffen haben, strahlt dieser nach außen, auf alle Wesen um Sie herum ab, und kann Früchte tragen. Denn nicht nur durch Reden und Schreiben, sondern durch das simple Vorleben, indem Sie mit gutem Beispiel vorangehen, können Sie die Welt verändern.

„Es gibt
keinen Weg zum Frieden.
Der Friede ist der Weg."
Mahatma Gandhi 1869 – 1948

Zu Beginn einer Meditation sollten Sie sich entspannen und von allem loslösen, was Sie belastet. Sie können dies durch bestimmte Atemübungen oder Gedankentraining erreichen. Viele Menschen können sich entspannen, wenn sie an etwas sehr Schönes denken, wie z. B. ein schönes Erlebnis in der Natur.

Am Anfang ist es meist sehr hilfreich, beim Einatmen an all das Schöne, Gute und Positive in seinem Leben zu denken und beim Ausatmen an alles Belastende, wie Leid, Schmerzen, Ärger, Wut, Trauer, Verletzungen und Beleidigungen, um dies aus sich herauszulassen.

Am Anfang der Meditationsübungen ist es auch wichtig, den eigenen Verstand zu beruhigen und zu besänftigen, denn auch dieser hat das Recht, Zeit für Augleich und Harmonie zu fordern.

Solange Ihr Geist unruhig und ruhelos ist, weil zu viele emotionale Belastungen, Schlafmangel oder andere negative, ungesunde Faktoren vorherrschen, können Sie keine großen Fortschritte machen. Daher sollten Sie sich mit Geduld, einem festen Willen und einer gesunden Lebensweise bemühen, Ihre Meditationen täglich, regelmäßig und diszipliniert auszuführen.

Nach einiger Zeit sollte es für Sie keine große Anstrengung mehr bedeuten, in die Konzentration zu kommen. Dabei nützt es Ihnen jedoch gar nichts, wenn Sie diese mit Gewalt herbeiführen wollen. Entspannen Sie sich, Ihren Körper, alle

Muskel, Ihren Geist und Ihre Nerven durch entsprechende Gedanken und Übungen.
Am Anfang ist es sehr hilfreich, wenn Sie sich auf etwas Grobstoffliches, wie z.B. eine Kerzenflamme oder ein bestimmtes Bild, konzentrieren. Später können sie sich auf etwas Feinstofflicheres, wie Ihr drittes Auge, ein Mantra oder ein Mudra (Fingerhaltung) konzentrieren. In einem weiteren Schritt ist es möglich, sich auf die Göttlichen Eigenschaften, wie z.B. Barmherzigkeit, Demut und Liebe, zu fokussieren.
Wenn Sie es schaffen, durch tiefe Meditation in die Stille und Ruhe Ihres Selbst einzugehen, wird alles Weltliche von Ihnen abfallen, sich auflösen und Sie werden den Zustand der Glückseligkeit erreichen. Sie werden Ihre wahre Kraft und das Göttliche in sich finden.
Sie sollten auf Ihrem Weg Fähigkeiten wie richtiges Denken, Fühlen, Handeln und Sprechen entwickeln und Gefühle wie z.B. Zorn, Wut, Begierde, Geiz, Egoismus, Hass etc. ablegen.
Bei all Ihren Übungen, beim Ausführen der Techniken, beim Beten und bei der Meditation werden auch Sie nach einer gewissen Zeit sicher immer mehr Freude und Dankbarkeit empfinden. Und mit dieser Freude im Herzen wird es Ihnen möglich sein, die Übungen noch inniger, hingebungs- und liebevoller ausführen.
Viele meditieren in Gruppen und genießen die Energie, die entsteht, wenn eine Anzahl von Menschen in der Konzentration versunken ist. Leise, beruhigende Hintergrundmusik unterstützt das Ganze noch. Auch wenn Sie regelmäßig an Gruppenmeditationen teilnehmen, sollten Sie sich die Zeit nehmen, auch zu Hause, am besten in einem sehr ruhigen Raum, allein für sich meditieren.

„Der Weg zu allem Großen
geht durch die Stille."
Friedrich Nietzsche 1844 – 1900

Hauptbestandteil der meisten Gruppenmeditationen sind hierzulande sogenannte „geführte Meditationen", bei denen eine Person in ruhigem Tonfall eine Fantasiereise oder spirituelle Geschichten vorträgt. Dadurch werden die Gedanken aller Anwesenden in eine bestimmte Richtung gelenkt, und zwar ins eigene Innere. Je nach Inhalt des Erzählten erhalten die Zuhörer die Möglichkeit, sich über bestimmte Dinge bewusst zu werden oder neue Erfahrung und Erkenntnisse in sich aufzunehmen.

Alternativ gibt es auch die „Energetische Gruppenmeditation", bei der die einzelnen Personen dem Kontakt zu sich selbst, ihren Gedanken, ihren persönlichen Gebeten, ihrem persönlichen Mantra, ihrem eigenen Kontakt zum Göttlichen und zu ihrer Seele nachgehen, über etwas Bestimmtes nachdenken oder einfach nur ganz in Ruhe die Energie auf sich wirken lassen können.

Durch die Person, welche die Meditation leitet, wird kosmische Energie des „Göttlichen" Selbst, vieler Wesen und Kräfte des Himmels und der Erde auf jeden Einzelnen verteilt. Dabei spielt es keine Rolle, ob drei Personen oder Tausende anwesend sind – jeder Anwesende erhält immer genau die Energie, die er im Moment benötigt, um z. B. seine Selbstheilungskräfte zu aktivieren, den persönlichen Heilungsprozess zu beschleunigen, die persönliche Weiterentwicklung voranzutreiben oder sein inneren Gleichgewicht zu festigen. In der Regel wird eine solche Gruppensitzung als äußerst beruhigend und entspannend empfunden. Zugleich fühlt man sich danach regelrecht mit Energie aufgetankt. Wenn Sie Ihre Energie über einen langen Zeitraum hinweg „vergeudet" haben, dann brauchen Körper, Geist und Seele gegebenenfalls etwas länger, um wieder zu genesen. Nehmen Sie sich daher genügend Zeit, um so oft wie möglich an solchen Energiesitzungen teilzunehmen.

„Vater im Himmel und auf der Erde,
nimm die Worte des Geistes von mir
und lass die Wahrheit meiner Seele,
die ewige Wahrheit deines Seins
in mir aufsteigen.
Führe mich jetzt in die Stille
und gib mir deinen Frieden.
So soll es von jetzt an immer sein.
Ich danke dir, meinem geliebten Gott.
Amen!"

Gebet

Noch ein paar Worte zur richtigen Haltung. Die Wirbelsäule sollte bei der Meditation immer aufgerichtet sein, damit der Meditierende seinen Geist und seine Lebenskraft durch das Rükkenmark in die höheren Bewusstseinszentren des Gehirns leiten kann. Hierbei sollte jeder Druck auf die Nerven der Wirbelsäule vermieden werden, der z.B. durch schlechte Haltung entstehen kann. Wenn Sie gelenkig genug sind, üben Sie im Schneider- und später im Lotossitz, wobei Sie eine Decke oder ein Meditationskissen als Unterlage verwenden sollten. Wenn auch dies zu schmerzhaft für Sie ist, sollten Sie auf jeden Fall eine Alternative, z. B. den Kutschersitz, suchen, denn Schmerzen lenken zu sehr ab und wären daher der Sache keinesfalls zuträglich.

Dazu setzen Sie sich aufrecht auf einen Stuhl. Die Füße stehen dabei parallel auf dem Boden, die Wirbelsäule ist aufgerichtet, ebenso der Kopf. Das Kinn ist parallel zum Erdboden ausgerichtet, Ober- und Unterschenkel stehen in einem 90-Grad-Winkel zueinander. Die Hände können mit nach oben gedrehten Handflächen auf den Oberschenkeln ruhen. Wer kann und möchte, sollte sein persönliches oder ein angepasstes Mudra verwenden. Der Stuhl sollte die richtige Höhe besitzen, um zu vermeiden, dass sich der Oberkörper nach vorne oder nach hinten bewegt, Sie können die Höhe leicht ausgleichen, indem Sie sich etwas unter die Füße legen. Wenn Sie in der richtigen Haltung sitzen, dann bleibt der Körper aufrecht, ist gleichzeitig entspannt und Sie benötigen keine Rückenlehne.
Wenn Sie aufgrund von Erkrankung nicht in der Lage sind, diese Positionen einzunehmen, dann tun Sie bitte alles, um dieser Position möglichst nahe zu kommen.
Wenn Sie wollen, suchen Sie sich jemanden, der Sie in die verschieden Meditationstechniken einführt, der Ihnen die verschiedenen Mudras zeigt und erklärt, um Sie damit vertraut zu machen, soweit dies notwendig ist. Dort kann man Sie dann auch in die Mantra-Meditation einführen und Sie auf Ihrem weiteren Weg zum Göttlichen begleiten, solange Sie es wünschen.

Nachfolgend finde Sie einige Gebete, die gut geeignet sind, sie während einer Meditation zu sprechen. Alle Gebete sind in der Grundform von Paramahansa Yogananda.

„Beschwörend bete ich zu dir, mein Gott.
Lehre mich, o Geist,

durch Meditation den Sturm des Atems,
der geistigen Ruhelosigkeit und
der Sinneswahrnehmungen zu stillen,
der über dem See meines Geistes tobt.
Mein Herr und mein geliebter Gott,
lass es bitte geschehen. Ich danke dir,
Amen!"

„Beschwörend bete ich zu dir, mein Gott.
Ich will deine Gegenwart auf dem Altar
meines immerwährenden Friedens und
in der Freude tiefer Meditation finden.
Mein Herr und mein geliebter Gott,
hilf mir bitte.
Ich danke dir,
Amen!"

„Beschwörend bete ich zu dir, mein Gott.
Heute will ich Gott in tiefstem Schweigen
anbeten und so lange warten,
bis ich im ständig zunehmenden Frieden
meiner Meditation
seine Antwort vernehme.
O Herr und mein Gott,
lasse es bitte geschehen.
Ich danke dir, Amen!"

„Mein Herr und mein Gott.
Durch meine tiefe,
transparent gewordene Meditation
empfange ich das Licht des

allgegenwärtigen Vaters,
das ständig durch mich hindurchfließt.
Ich will – wie Jesus – ein Sohn Gottes sein
und mein Bewusstsein
durch die Meditation heiligen und erweitern,
damit ich Gott in seiner ganzen Fülle
empfangen kann.
Mein Herr und mein Gott,
hilf mir und lasse es bitte geschehen.
Ich danke dir,
Amen!“

Aus „Lehre uns, tief in die Meditation zu tauchen“
von Paramahansa Yogananda

„Mein Herr und mein Gott.
Lehre uns, immer tiefer in das Meer
der Meditation zu tauchen.
Wenn wir dich nach wiederholtem Tauchen nicht finden,
lass uns nicht sagen,
dass das Meer der Meditation
dich nicht enthalte,
lass uns vielmehr erkennen,
dass wir nicht tief und ausdauernd
genug meditieren.
Lehre uns, immer tiefer in die Seligkeit
der Meditation zu tauchen, bis wir dich finden.
Hilf uns allen, danke.
Amen!“

Aus Reden von Sathya Sai Baba:

„Ihr behauptet: ‚Dies gehört mir,‘ Aber wer bist du? Ihr erkennt nicht die Wahrheit über euch selbst. Wenn ihr euch selbst kennt, ist das, wie wenn ihr alles kennt. Wenn ihr euch selbst nicht kennt, könnt ihr andere nicht kennen. Setzt euch deshalb ruhig und friedvoll in eine Ecke und versucht, das Wesen eures Selbst zu erforschen. Das ist wahre Meditation.
Meditation bedeutet nicht, über Gott zu kontemplieren. Kennt zuerst euch selbst. Gott ist in euch, mit euch, um euch herum, über euch und unter euch. Ihr seid Gott. Wann immer jemand fragt: ‚Wer bist du?‘, antwortet: ‚Ich bin Gott.‘ Sagt nicht: ‚Ich bin so und so.‘ Wie glücklich ihr euch fühlen werdet, wenn ihr euch als Gott betrachtet! Sogar jene, die eurer Antwort lauschen, werden Glück empfinden.

Ihr solltet nicht zwischen den Menschen unterscheiden und sagen, dieser Mann ist mein Bruder, diese Person mein Schwiegersohn usw. Alle sind nichts als Brüder und Schwestern. Wenn ihr alle Menschen als eure Brüder und Schwestern betrachtet, wo bleibt dann das Gefühl der Unterschiedlichkeit der Einzelnen?
Spiritualität lehrt genau dieses Gefühl der Einheit unter den Menschen. Die Leute behaupten, sie könnten Gott verwirklichen, indem sie Japa-Meditationen und andere solcher spirituellen Übungen durchführen. Aber wann und wo? Wie?

Wenn sie ihre Augen schließen, werden sie nicht einmal die Person, die unmittelbar vor ihnen steht, sehen können. Wie können sie dann Gott in der Meditation schauen? Dies sind alles spirituelle Übungen, die dazu gedacht sind, den Geist zu kontrollieren. Der Geist ist sehr unstet. Er ist immer durch Höhen und Tiefen beeinträchtigt. Wie könnt ihr dann einen so unsteten Geist beherrschen? Es ist nicht möglich. Es gibt nur eine Weise, auf die der Geist kontrolliert werden kann, und das ist die ständige Besinnung auf Gott. Oft erleben wir, wie Leute die Namen und Formen Gottes für die Kontemplation häufig wechseln. An einem Tag besinnen sie sich auf Rama, am nächsten auf Krishna und an einem weiteren Tag auf …

Wenn ihr einen Arzt aufsucht und euch über ein Problem in eurem Körper beklagt, wird er ein Röntgenbild eures Herzens, eurer Leber oder Niere anfertigen und eine bestimmte Krankheit diagnostizieren, an der ihr leidet. Spiritualität ist wie ein Röntgenbild, das eure wahre Natur enthüllen wird. Verankert Gottes Form in eurem Herzen und besinnt euch unaufhörlich auf ihn. Wechselt niemals, aus welchem Grund auch immer, diese Form. Ihr könnt gewiss sein, Gott zu verwirklichen. Ihr müsst nirgendwo sonst nach ihm suchen. Wenn ihr Swami sehen wollt, dann verankert Swamis Form auf dem Altar eures Herzens. Ihr könnt Swami dort sicherlich schauen. Wenn ihr ein Gefühl der Einheit mit ihm entwickelt, wird sich alles als gut für euch erweisen. Das ist es, was ihr heute erkennen und verwirklichen müsst. Feste kommen und gehen. Sonntag, Montag, Dienstag – Tage vergehen einer nach dem anderen.
Samstag geht in Sonntag über. Aber Gott wird sich niemals verändern. Er ist ewig. Erkennt diese Wahrheit.“

Ihre Aufgabe sollte sein, dass Sie durch die Meditation in sich Frieden, Glauben und Liebe entwickeln, um diese dann zu verbreiten und mit allen anderen zu teilen so

- dass Sie nie mehr selbstsüchtig und engstirnig sind,
- dass Sie frei werden von allen Ängsten und Sorgen,
- dass Sie auf Ihre innere Stimme hören

- dass Sie sich immer Ihres eigenen Willen bewusst sind und Ihn bewusst benutzen
- dass Sie sich Ihre Spiritualität bewusst sind
- dass Sie sich der Liebe bewusst sind, zu sich selbst, zum Göttlichen und zum Göttlichen in allem und jedem,
- dass Sie sich für den Willen des Göttlichen bewusst öffnen, und diesen entsprechend umsetzen,
- dass Sie das Empfinden, das die ganze Welt mit all ihren Wesen zu Ihnen gehört, entwickeln.

Aus gutem Grund hat Buddha seinen Schülern verboten, in seinem Namen Wunder zu vollbringen. Damit die Menschen nicht zu irrationalem – vernunftwidrigem – Glauben verführt werden.

„Beschwörend bete ich zu dir, mein geliebter Gott.
Ich will meinen freien Willen
mit dem unendlichen Willen Gottes
in Einklang bringen und
mein einziger Wunsch soll sein,
den Willen dessen zu tun,
der mich gesandt hat.
Mein Herr und mein Gott, hilf mir bitte,
lass es geschehen.
Ich danke dir,
Amen!“

Gedanken zum Danken und Schenken

Kommt das Wort „danken“ von denken?
Ist Dankbarkeit, nicht auch ein Bedürfnis unserer Seele, unseres Herzens, unserer inneren Stimme?

„Der Undank
ist immer eine Art Schwäche.“
Johann Wolfgang von Goethe 1749 – 1832

Wenn wir einem anderen danken, dann nehmen wir ihn in diesem Moment so an, wie er ist. Er braucht sich nicht zu verändern. Er ist so, wie er ist, wertvoll. Sind wir im Grunde nicht viel zu selten dankbar?

Über alles, worüber wir uns freuen, könnten wir auch dankbar sein – aber für alles andere doch auch, oder?

- Dankbar bin ich für die Schöpfung des Göttlichen, über die wir alle immer wieder staunen können.
- Dankbar bin ich für das Sonnenlicht, das uns tagtäglich geschenkt wird und das alles auf diesen Planeten zum Wachsen bringt und am Leben erhält.
- Dankbar bin ich für all die prachtvollen Blumen, deren Duft ich genieße, obwohl ich mir nicht einmal ihre Namen merken kann.
- Dankbar bin ich für das mir geschenkte Vertrauen und die Liebe, die ich empfangen und geben kann.

- Dankbar bin ich, dass wir hierzulande keinen Hunger und Durst leiden müssen, im Gegensatz zu so vielen Menschen auf dieser Welt.
- Dankbar bin ich für den Frieden in unserem Land.
- Dankbar bin ich für meine Gesundheit.
- Dankbar bin ich für meinen Glauben.
- Dankbar bin ich für die Farben der Natur, vor allem im Frühling und im Herbst.
- Dankbar bin ich, dass das Göttliche mich als ein vernunftbegabtes Wesen erschaffen hat.
- Dankbar bin ich für den Schutz und die Unterstützung des Göttlichen und besonders für seine Liebe und Weisheit.

Ich bin mir sicher, Sie alle könnten diese Liste noch um einiges ergänzen! Wenn Sie darüber nachdenken, vergessen Sie dabei auch bitte nicht, für Ihre direkten Mitmenschen dankbar zu sein: Ihren Partner, Ihre Familie, Ihre Freunde, Ihre Bekannten, Ihre Ausbilder, Ihre Mitschüler, Ihre Mitarbeiter, Ihre Kollegen …

„Wer anfängt zu danken, beginnt,
das Leben mit neuen Augen zu sehen."
Irmela Hofmann 1924 – 2003 (OJC)

Wir können doch für so vieles, was wir als selbstverständlich nehmen, danken, z. B. für das, was wir haben wie Kleidung, Nahrung, Unterkunft usw. Und für das, was wir nicht haben, wie Hunger, Obdachlosigkeit, Krieg usw. …

„Wir denken selten
an das,
was wir haben,
aber immer an das,
was uns fehlt."
Arthur Schopenhauer 1788 – 1860

Wir sollten lernen, in Zukunft bewusster über all die Wunder des Lebens im Großen und Kleinen in Dankbarkeit staunen können, auch für Kleinigkeiten:

- ein gutes Wort für jemanden, der Zeit für uns hat,
- der uns zugehört und uns wieder aufgerichtet hat,
- der für uns kocht, wäscht, sauber macht und noch für so vieles mehr.

„Danke …
… ist wohl das wichtigste Wort im Leben,
ein einfaches Danke – kann sehr viel geben!
Es besagt – Anerkennung und Respekt,
das in Folge – Freude im Herzen erweckt …"
Sprichwort

Ich glaube, es ist wichtig, sich häufiger beim Göttlichen zu bedanken. Egal an was oder wen Sie glauben.
Bedanken Sie sich für die Energie, die Sie ständig in sich aufnehmen und die Sie am Leben erhält. Für den Begriff „Energie" können Sie natürlich auch „die Liebe des Göttlichen" verwenden, denn die Energie der Liebe Gottes ist wie die Sonne. Wer diese Liebe bewusst annimmt und in sich hält, kann auf vieles andere verzichten.

Wer die Liebe des Göttlichen allerdings nicht bewusst in sich hat, dem fehlt alles. Er kann diese Liebe durch keinen weltlichen Besitz ersetzen. Vielleicht finden Sie durch das bewusste Danksagen die innere Ruhe und Zufriedenheit, die Sie vielleicht so oft suchen und die vielen Menschen so oft fehlt.

„Wenn du dich schwach und matt
und unglücklich fühlst,
fang an zu danken,
damit es besser mit dir werde."
Albert Schweitzer 1875 – 1965

Sie sollten jedoch keine Gegenleistung dafür erwarten oder Dank einfordern wollen. Dankbarkeit sollte immer freiwillig sein und von Herzen kommen.
Dankbarkeit ist ein sehr wichtiges und kraftspendendes (stärkendes) Gefühl. Sie können mit Dankbarkeit vieles Kraftraubende ins Gegenteil umwandeln.

Alles um Sie herum ist wertvoll und wichtig, jede Kleinigkeit, jeder Augenblick, alles Freud- und Leidvolle verändert und prägt Ihr Leben.
Ganz wichtig ist Folgendes:
Das Göttliche sendet Ihnen immer nur das, was Sie für Ihre persönliche Entwicklung benötigen. Wenn Sie dies erkannt haben, können Sie dem Göttlichen wirklich für alles dankbar sein, Ihm für jede Erfahrung, für jede Erkenntnis danken, für jede Fähigkeit, jede Stärke und Schwäche, die Sie in sich entdecken dürfen, für jede Veränderung, die sich in Ihrem Leben ergibt.

Sie sehen nun wirklich in „allem“ den Willen des Göttlichen.

„Dein Wille geschehe, nicht meiner.“
Jesus Christus

Das bewusste Beten vor dem Essen war und ist eine sehr schöne, kraftspendende Gewohnheit, um seiner Dankbarkeit Ausdruck zu verleihen. Verbunden mit dem Dank an all diejenigen, die dazu beigetragen haben, dass diese Nahrung nun auf Ihrem Tisch steht – verbunden mit dem Dank an Mutter Erde und das Göttliche. Mit der Bitte an das Göttliche um seinen Segen werden die Nährstoffe in der Nahrung noch wertvoller.
Viele, die mit Energiearbeit, z. B. Reiki oder Prana, vertraut sind, segnen für sich und für alle, die bei ihnen sind, durch bewusste Energiegabe aus ihren Händen, die Nahrung, bevor sie diese zu sich nehmen. Auch dies ist ein Dank an das Göttliche.

Sie sollten dem Göttlichen auch dafür danken, dass Sie Ihre Aufgabe erkennen, in Einklang mit der Natur zu leben und sich bewusst zu werden, dass Sie, wie jeder Einzelne von uns, das kleinste Teilchen der Schöpfung und der Natur sind, nach deren Gesetzen Sie sich richten sollten. Sie können die Aufgabe bewusst übernehmen, die Natur zu achten und zu schützen.

Gedanken zum Schenken

Warum schenken Sie,

- um einem anderen aufrichtig eine Freude zu bereiten?
- um sich zu bedanken?

Oder

- um jemanden mit einem kostspieligen Geschenk zu beeindrucken?
- als Ersatz für Liebe und Zuneigung (die wir vielleicht nicht zeigen können)?
- Um Schuldgefühle zu verringern?
- Um Ihr eigenes Ego zu befriedigen (um anderen gegenüber gut dazustehen)?
- Oder nur, weil es alle anderen tun, also aus Pflichterfüllung?
- Ist es nicht möglich oder oft viel besser, dem Betreffenden Zuwendung und Zeit zu widmen, als teure materielle Geschenke zu machen?

Geschenke auszusuchen erzeugt häufig Stress, weil wir z. B.

- den anderen nicht gut kennen,
- nicht wirklich wissen, was der andere braucht,
- nicht wirklich wissen, über was sich der andere freut,
- nicht wirklich wissen, ob es nützlich ist für den anderen usw.

Dazu kommt dann noch, ob Sie es sich leisten können.

Habsucht und Gier des Menschen ufern immer mehr aus. Materielle Geschenke sind oft oberflächlich und bewirken selten etwas Nachhaltiges.

Geschenke, die hingegen mit ganzem Herzen, dem Geist und der Seele, voller Liebe überreicht werden – und sei es ein einzelnes Gänseblümchen – sind wirklich nachhaltig.
Lassen Sie sich bitte nicht fesseln von den Freuden, die Ihnen nur materielle, weltliche Dinge schenken können. Benutzen Sie all diese bitte nur als Mittel für Ihren spirituellen Weg.

„Schenke groß oder klein,
aber immer gediegen.
Wenn die Bedachten
die Gabe wiegen,
sei dein Gewissen rein.

Schenke herzlich und frei.
Schenke dabei,
was in dir wohnt.
An Meinung, Geschmack und Humor,
sodass die eigne Freude zuvor
dich reichlich belohnt.

Schenke mit Geist ohne List.
Sei eingedenk,
dass dein Geschenk
du selber bist.“

Joachim Ringelnatz 1883 – 1934

Gedanken zu Glück und Freude

Glück ist ein sehr vielschichtiger Begriff, der – je nach Ansicht – von einem momentanen Gefühl über einen Wink des Schicksals („Glück gehabt!“) bis hin zu einem allumfassenden Moment der Glückseligkeit verwendet werden kann.
Zur Entstehung unseres Glücksempfindens tragen in unserem Gehirn Endorphine und Oxytocine sowie die Neurotransmitter Dopamin und Serotonin wissenschaftlich nachgewiesen bei.
Es gehört zu den von alters her gültigen Einsichten, dass Glück eine bestimmte Aktivität bzw. eine ausfüllende Beschäftigung voraussetzt.
Die positive Auswirkung körperlicher Bewegung und sportlicher Betätigung auf das Gefühlsleben ist dagegen eine Erkenntnis, die erst durch die neuere Hirnforschung belegt werden konnte. Dies ist besonders wichtig für Menschen mit überwiegend sitzenden Tätigkeiten, um einen entsprechenden körperlichen Ausgleich zu schaffen. Spiel, Sport, aber auch ein ganz gewöhnlicher Spaziergang in der freien Natur sind Quellen für Freude und Glück. Oft sind unsere fünf Sinne verkümmert, weshalb wir oftmals erst wieder lernen müssen, mit offenen Sinnen die Natur zu genießen. Parallel zur körperlichen Bewegung sollten unser Geist und die Seele ebenso gefordert werden wie z. B. durch positives Denken, durch Gebete und Meditation, die uns mit Freude und Genugtuung erfüllen.

Welche Arten von Aktivitäten individuelles Glück am besten

fördern, richtet sich nach den jeweiligen persönlichen Neigungen oder Stärken, über die Sie sich selbst ganz persönlich Klarheit verschaffen müssen.

„Glück beginnt im Herzen,
und einfache Dinge verändern die Welt:
Herzlichkeit, Mitgefühl, Freundlichkeit
und Geduld,
sie sind die Wegweiser zum tieferen Glück."
Dalai Lama

Es ist jedoch töricht, sein Glück ausschließlich in weltlichen Dingen zu suchen, denn dort ist nichts von Dauer. Wir erleben durch materielle Dinge nur kurzzeitiges Glück, und Millionen von Menschen sind permanent unzufrieden, weil sie vergebens versuchen, in weltlichen Dingen den Trost zu finden, den wir einzig durch das Göttliche erlangen.
Daher mein Rat: Suchen Sie Ihr Glück im Göttlichen und nicht in materiellen (äußeren) Dingen. Denn trotz all unserer Fähigkeiten und unseres stetig wachsenden Wissens sind wir doch begrenzt. Glück ist nicht unbedingt der Lohn unserer Anstrengungen, sondern wir sollten Glück immer als eine besondere Gnade des Göttlichen ansehen.

„Wir werden nie wissen,
wie viel Gutes ein einfaches
Lächeln vollbringen kann."
Mutter Teresa 1910 – 1997

Glück ist im weltlichen Verständnis meist ein Intervall zwischen zwei leidvollen Zeitabschnitten.
Viele Menschen suchen und finden ein kurzfristiges Glück im Konsum, beim Glücksspiel, wenn sie Macht ausüben können, durch den Genuss von Alkohol, Drogen, Nikotin, Medikamenten, übermäßigem Essen, Feiern etc. Um diese scheinbaren Glücksmomente zu ermöglichen, muss so manch einer einen Kredit aufnehmen oder schreckt auch vor Diebstahl nicht zurück.
Viele Menschen besitzen scheinbar so viel und in Wirklichkeit – für ihre Seele – doch so wenig. Deshalb suchen sie immer weiter, kommen aber nicht auf die Idee, in sich selbst auf die Suche zu gehen. Nur in uns finden wir den Weg zu uns selbst, zum Göttlichen, zur Liebe und dadurch zum Glücklichsein. Das Glück ist – neben der Liebe – das größte Geburtsrecht eines jeden Menschen.
Das Glück ist nichts ohne die Liebe. Beides finden wir aber nur in uns selbst, in unserer Seele. Wer Glück und Liebe in sich gefunden hat, ist reicher als jeder Milliardär. Während äußeres (weltliches) Glück zeitlich oft äußerst begrenzt ist, währt inneres Glück beständig, dauerhaft und ewig.

„Willst du das GLÜCK im Leben suchen,
dann brauchst du keine Reise buchen,
es ist in dir, lass es heraus,
genieße es und teil es aus!
Fürs Glück gibt's kein Rezept."
Sprichwort

Ein guter Weg, um glücklich zu werden, besteht darin, einen Ausgleich zwischen seinen Wünschen, Vorstellungen und den übernommenen Verpflichtungen zu finden. Egal, in welchem Beruf Sie arbeiten, er sollte dem tiefsten Wunsch ihres Herzens entsprechen. Wenn man etwas aus Freude tut, ist der Erfolg meist vorprogrammiert und Friede und Glück stellen sich ganz automatisch ein. Wer hingegen eine Arbeit nur widerwillig und damit oft oberflächlich verrichtet, um viel Geld zu verdienen, oder aus Pflichtgefühl, kann wohl nie wirklich glücklich werden.
Natürlich sollte man stets praktisch denken und kann nicht immer nur seine Talente fördern, sondern muss auch seine Pflichten im Leben richtig und freudig erfüllen. Spielen Sie Ihre Rolle im Spiel des Lebens so, dass Sie selbst glücklich sind und dabei dem Glück anderer nicht im Wege stehen. Um Ihrer Rolle gerecht werden zu wollen, sollten Sie nicht nur darauf bedacht sein, Ihren Unterhalt zu verdienen, sondern zusätzlich jeden Tag auch etwas für Ihre spirituelle Entwicklung tun.

„Die Welt ist so arm an Freuden:
Lass keinen Tag vorübergehen,
ohne wenigstens einem Menschen
eine Freude gemacht zu haben.
Steh auf, tritt heraus, wo Blumen blühen
und Kinder spielen
und lerne die Freude,
die höher ist als alles Wissen."

August Lämmle 1876 – 1962

- Freude ist eine Beglückung, eine heitere Stimmung, ein gewisses Wohlgefühl.
- Freude ist meist zeitlich begrenzt.
- Freude kann sich unterschiedlich ausdrücken, vom Lächeln bis zum lauten Freudenschrei.
- Ehrliche Freude ist spontan und eine innere gefühlsmäßige Reaktion auf ein schönes Erlebnis, eine Erinnerung oder eine positive Wendung des Schicksals.

„Denn ein Herz voll Freude
sieht alles fröhlich an,
ein Herz voll Trübsal alles trübe.“
Martin Luther 1483 – 1546

Die Freude weiter strömen lassen.
Durch ein Lächeln die Welt bewegen.
Das Glück sich ausbreiten lassen.
Dies klingt so einfach. Warum tun wir es dann so selten?

„Wer Freude genießen will, muss sie teilen.
Das Glück wurde als Zwilling geboren.“
George Gordon Byron 1788 – 1824

„Die Kunst des Lebens besteht darin,
die kleinen Freuden überhaupt zu sehen,
zu finden und zu empfinden.“
Bruno H. Bürgel 1875 – 1948

Warum freuen wir uns so selten? Gründe dafür existieren doch genug, oder? Wann haben Sie sich zum letzten Mal über Ihren Kontakt zum Göttlichen gefreut? Warum lassen Sie so wenig Freude durch sich selbst nach außen strömen?
Warum schenken Sie nicht jedem ein Lächeln? Ist nicht jeder Ihr Nächster?

„Lernen wir uns zu freuen,
so verlernen wir am besten,
anderen weh zu tun."
Friedrich Nietzsche 1844 – 1900

Lassen Sie uns doch jetzt alle ab sofort der geistige Sonnenschein für alle anderen sein, die unseren Weg kreuzen.

„Ein Tag ohne zu lächeln
ist ein verlorener Tag."
Charlie Chaplin 1889 – 1977

„Ein Lächeln für dich!
Lachen ist ansteckend.
Es erwischt dich wie eine Grippe.
Wenn mir jemand mit einem Lächeln begegnet,
gebe ich es gleich weiter.
Jeder sieht mein Grinsen
und wenn ich die Leute sehe, wie sie lächeln,
weiß ich,
sie haben mich wahrgenommen.
Ein einziges Lächeln kann wie ein Schatz
um die Welt gehen.

Wenn du jetzt ein Lächeln verspürst,
lass es nicht unbemerkt.
Starte eine Epidemie und infiziere die Welt.
Nimm dieses Lächeln
und schicke es einem anderen.
Jeder braucht ein Lächeln!!!"

Sprichwort

Gedanken zur Wahrheit

Die Frage nach der Wahrheit gehört zu den zentralen Problemen der Philosophie. Sie wurde von den verschiedensten Schulen und Denkern in deren Zeiten und Kulturen unterschiedlich beantwortet. Wir grenzen meist die Wahrheit von der Falschheit, der Lüge oder dem Irrtum ab.
Aber wir alle kennen den Ausdruck: *„Die Wahrheit macht uns frei."*

Die Wahrheit ist ein „Göttliches" Fundament, auf dem wir alles Positive und Gute aufbauen können. Um wirklich frei zu werden und in unserem Leben etwas wahrhaftig verändern zu können, benötigen wir die Wahrheit. Mit jeder Unwahrheit, mit jeder größeren oder kleineren Lüge im Alltag, zu uns selbst oder anderen gegenüber, verhüllen wir das eigene Licht in uns und unserer Seele. Das ist vergleichbar mit vielen Schleiern, die über eine Lampe gelegt werden. Man verdeckt so seine Verbindung zum Göttlichen.
Zu sich selbst und seiner eigenen Wahrheit stehen, verlangt Mut. Sich selbst zu sehen, wie man ist, setzt voraus, seine eigenen großen und kleinen Masken abzunehmen. Auch wenn Sie dadurch Unangenehmes erblicken. Daher ist es für viele nicht immer leicht, die Wahrheit zu leben, da sie Ihnen keinen Spielraum für Hintertürchen, für eigene Ausreden oder entschuldigende Argumentationen lässt.
Wahrheit können Sie nur erlangen, wenn Sie sich darin üben, nicht mehr zu lügen, sich und anderen nichts mehr vormachen

und aufhören gegen Ihr eigenes Gewissen zu handeln. Dann sind sie reif für Ihre Selbstentwicklung.

Jeder Gedanke, den man denkt, jedes Gefühl, das man empfindet, jede Handlung, jede Absicht, die man hat, verlangt nach Wahrheit.

In der Wahrheit beginnt jede eigene Unwahrheit in Körper und Seele zu schmerzen. Das ist, als würde man sich mit Metallteilen am Körper direkt der Sonne aussetzen. Es wird unerträglich.
Manchmal empfinden Sie vielleicht unangenehme oder bedrückende Gefühle, Peinlichkeit oder möchten sich vor sich selbst und anderen verstecken. Es sind jene Gefühle, die unser Dasein schwer machen. Unsere „Göttliche“ Seele zeigt uns damit jedoch nur eine neue Richtung an.

Der Schmerz dauert nur so lange, bis die eigene Unwahrheit erkannt ist und man diese endlich loslässt, um die Wahrheit zu leben. Diese zu verwirklichen bedeutet, sich sein ganzes Leben lang mehr und mehr zur Wahrheit hinzubewegen.
Es lohnt sich, den Weg der Wahrheit zu gehen, jeden Tag Schritt für Schritt mehr Wahrheit zu leben. Genau dort, wo man gerade ist und es am schwersten fällt, im eigenen Alltag.
Selbst wenn man die Wahrheit nicht erkennt, so ist der innere ehrliche Wunsch danach unser Führer, damit sie entstehen kann. Mit der Bitte an das Göttliche, uns in die Wahrheit zu führen, wird dieser Wunsch direkt erfüllt.

„Die Wahrheit führt immer zum Heilsein."
von Sathya Sai Baba

„Informationen zur Wahrheit.
Woher kommt Wahrheit? Sie ist weder aus der Erde gewachsen noch vom Himmel herabgestiegen. Ihr Ursprung ist nicht Nord, Süd, Ost oder West. Wahrheit ist unerschütterlich im eigenen Herzen und unserer Seele verankert. Wer sein inneres Sehvermögen entwickelt, erkennt mit Gewissheit die Wahrheit. Wo Wahrheit ist, existiert Rechtschaffenheit. Wenn Wahrheit und Rechtschaffenheit zusammentreffen, strömt Liebe aus dem Herzen hervor. Aus Liebe kommt Frieden.
Wenn Frieden und Liebe Hand in Hand gehen, herrscht Gewaltlosigkeit. Wir sollten die wechselseitige Beziehung zwischen den fünf menschlichen Werten Wahrheit, Rechtschaffenheit, Liebe, Frieden und Gewaltlosigkeit verstehen. All diese menschlichen Werte sind in unserem eigenen inneren Wesen eingebettet. Wir erkennen: Der Mensch ist wahrhaft göttlich.
Es gibt nur eine einzige Wahrheit und keine zwei. Wahrheit ist Gott. Rechtschaffenheit ist Gott. Frieden ist Gott. Liebe ist Gott. Gewaltlosigkeit ist Gott. Wisst Folgendes: Liebe ist Gott, deshalb lebt in Liebe. Wenn ihr diese selbstlose, „Göttliche" Liebe kultiviert, könnt ihr im Leben alles erreichen. Gott ist einer, das Ziel ist eines. Wenn ihr festen Glauben an diese Maxime entwickelt, könnt ihr alles verstehen. Eure Erfahrungen und Freuden in dieser materiellen Welt sind nicht wichtig, denn sie sind nicht real. Hinter diesen vergänglichen Erfahrungen gibt es einige ewige Werte, die kultiviert, und einige menschliche Qualitäten, die entwickelt werden sollten. Dies liegt an jedem selbst. Nur wenn Gedanke, Wort und Tat völlig übereinstimmen, wird es zur Wahrheit. Den eigenen Gedanken Ausdruck zu verleihen, indem Vorträge über

Prinzipien gehalten werden, ohne diese umzusetzen, gleicht leerer Rhetorik. Es kommt Falschheit gleich. Solch ein Mensch ist kein vollständiges Individuum."
Sathya Sai Baba

Es ist immer hilfreich, die Wahrheit zu sagen. Wir sollten jedoch vermeiden, andere durch die Wahrheit zu verletzen. Wir alle kennen den Ausdruck, „den anderen mit der Wahrheit vor den Kopf zu stoßen". Dies vermeiden wir, wenn angenehme Wahrheiten ausgesprochen und dabei unangenehme Wahrheiten nur indirekt angesprochen oder bewusst ausgespart werden. Die Wahrheit kann für einen anderen sehr schmerzhaft sein. Wir sollten auch nicht kritisieren, wenn Kritik nicht erwünscht bzw. erwartet wird.
Wir selbst sollten berechtigte, auch harte Kritik anhören, akzeptieren, um sie dann dankbar und lächelnd annehmen zu können.
Ehrliche Kritik bringt uns zum Nachdenken, zum Überdenken und zum Umdenken mit all den daraus resultierenden Veränderungen in uns selbst.

„Man darf nur anderen die Wahrheit sagen.
wenn man sie selber ertragen kann."
Deutsches Sprichwort

Lob und Komplimente sollten Sie nur verwenden, wenn diese angebracht sind, Sie z. B. einem Menschen zum richtigen Handeln verhelfen. Sie sollten Lob und Komplimente vermeiden, wenn damit ein Fehler oder eine Charakterschwäche in Ihnen selbst oder an einem anderen verdeckt werden soll.

Schmeichelnde Worte sind für uns alle wie süßer Honig. Doch niemand weiß, ob er vergiftet ist. Viele Menschen lassen sich von schmeichelnden Worten Ihrer sogenannten Freunde (die sie aber meist nur ausnutzen wollen) oft so täuschen, dass sie für diese guten Freunde Geld, Zeit, Gesundheit und manchmal sogar ihren Charakter und Glauben aufs Spiel setzen.

„Die Wahrheit kommt mit wenigen Worten aus."
Laotse

Gedanken zum Mitleiden und Mitfühlen

Wer einem anderen wirklich helfen will, fühlt mit ihm. Sie kennen den Unterschied zwischen „Mitleiden" und „Mitfühlen" nicht? Dann machen Sie es sich bitte bewusst, denn es ist wichtig.

Wenn man mit jemandem leidet, dann geht man selbst im Meer des Leidens unter, ohne die Möglichkeit, sich und den anderen zu retten. Wenn man mit anderen mitleidet, dann bedauert man sich auch meist selbst und denkt beispielsweise: Wie schlimm ist doch die Welt. Mit diesen kräfteraubenden Gefühlen verringert niemand das Leid. Wenn wir mit jemandem leiden, dann nehmen wir ihm und uns Kraft und Energie. Dessen sollten wir uns immer bewusst sein.

Kraft und Energie sind aber dringend notwendig, damit sich der Gesundheitszustand des Erkrankten oder anderweitig Leidenden verbessert. Wir verschlechtern sozusagen durch unser Mitleid den Gesundheitszustand des anderen und unseren eigenen.

Wenn wir dem anderen unser Mitgefühl zeigen, wir mit ihm fühlen, bauen wir ihn auf. Wir schenken ihm Kraft, Energie und Mut, um gesund zu werden.

Mitfühlen bedeutet, wir lassen dem anderen bewusst Liebe und aufbauende Gedanken zukommen. Wer Liebe gibt, wird nie Mangel an Kraft und Energie verspüren. Liebe ist die allumfassende, nie endende Energie des Göttlichen.

Erkrankte merken sehr schnell, ob die Menschen, die ihn behandeln, pflegen oder besuchen, mit ihm fühlen oder leiden. Mitleiden ist unter gewissen Umständen angebracht, aber nur

für eine kurze Zeit, z. B., wenn Sie während einer Beerdigung den kraftraubenden Zustand der tiefen Trauer mit anderen teilen. Haben Sie dieses Mitgefühl aber bitte auch gegenüber denen, die z. B. Sie oder andere schlagen, misshandeln, ausnutzen oder anderweitig schlecht behandeln. Es ist wichtig für die Betroffenen, auch den Tätern gegenüber mitfühlend zu sein, denn auch diese Menschen werden die Reaktionen auf all ihre negativen Handlungen noch in diesem oder in zukünftigen Leben auszugleichen haben.
Denken Sie im Wesentlichen immer wieder:

„Möge ich dazu fähig sein,
allen Lebewesen zu helfen."
Dalai Lama

„Zeigt wenigstens ein bisschen Menschlichkeit. Wer diese menschliche Qualität besitzt, wird zu einer Person mit mitfühlendem Herzen im wahren Sinn werden. Lust, Zorn, Hass, Eifersucht, Stolz usw. sind tierische Eigenschaften. Der wahre Wohlstand eines Menschen liegt aber in edlen Eigenschaften wie Liebe, Mitgefühl, Rechtschaffenheit, Opfergeist und Wahrheit. Nur wenn jemand diese menschlichen Eigenschaften besitzt, kann er als Mensch betrachtet werden. Leider sind heutzutage die Menschen nur noch der Form nach Mensch, aber ihre Eigenschaften sind jene von Tieren. Nicht aber die Erscheinungsform, sondern die Eigenschaften und die inneren Werte sind wichtig."
Sathya Sai Baba

Gedanken zu Beruf und Arbeit

Bewerten Sie bitte niemals die erbrachte Leistung des einen höher als die eines anderen.
Wir brauchen doch den, der am Herzen operiert, genauso wie den, der den Boden säubert, oder den, der uns pflegt. Wir brauchen doch den, der unsere Abwasserkanäle säubert, genauso wie den Astronauten in der Weltraumstation. Wir brauchen den, der sich um unseren Dachschaden kümmert genauso wie den, der sich um unsere geistigen und seelischen Störungen kümmert. Wir brauchen sie alle, jeder ist von seinem nächsten abhängig.

Wenn wir schon einteilen oder bewerten, dann doch bitte danach, ob jemand seine Arbeit gut, effizient, ordentlich oder gründlich etc. macht.
Bitte achten Sie auch darauf, mit welchen Gefühlen diese Menschen ihre Arbeiten ausführen, wieviel Freude oder Liebe sie hineinlegen. Fühlt er sich wohl, ist er freundlich oder missmutig, mürrisch oder genervt? Dies sind die wirklich wichtigen Dinge, auf die Sie bei sich selbst und anderen achten sollten.

Wenn Sie aber schon merken, dass jemand in einem kraftraubenden Gefühl ist, dann sollten Sie sich fragen, was sie in diesem Augenblick tun können, damit sich beim anderen die Gefühle, seine Einstellung etc. ändern, sich ein kraftneutrales oder kraftspendendes Gefühl einstellt.

Ideal ist es, wenn das Reinigen des ausgeleerten Bioeimers oder der Toilette mit dem gleichen freudigen Gefühl ausgeführt wird, wie z. B. das Schmücken des Christbaumes oder der Besuch bei einem lieben Menschen.

Wegweisende Gedanken von Paramahanansa Yogananda:

„Wenn ihr eure Pflichten im Leben
ehrlich und aufrichtig erfüllt,
wird es immer einen Arbeitsplatz
für euch geben.
Ihr werdet dies bestätigt finden,
wenn ihr euch richtig in eine Arbeit vertieft.
Macht euch nützlich, ganz gleich,
wo ihr seid oder was ihr tut.
Strebt immer nach dem Besten.
Denkt kreativ und leistet etwas!
Schafft jeden Tag in Gedanken etwas Neues.
Lasst eure geistigen Kräfte nicht erlahmen.
In eurem eigenen Geist liegt das Reservoir
aller Macht der Welt.“

Allgemeine Gedanken zum Beruf

Soweit möglich, sollten Sie Ihren Beruf nach Ihren Interessen und Neigungen aussuchen und sich dabei von Ihrer Intuition leiten lassen. Sie sollten sich keine Tätigkeit aussuchen, die Ihnen innerlich nicht zusagt. Natürlich müssen wir alle klein anfangen, dazulernen und dürfen Fehler machen.
Es schadet auch nicht, vorübergehend eine Beschäftigung

auszuführen, die unter den eigentlichen Fähigkeiten liegt. Allerdings sollte man niemals sein ganzes Leben lang in einer solchen Stellung verharren. Wenn man genügend Erfahrungen gesammelt hat, sollte man die nächstbeste Möglichkeit ergreifen, sich an einem qualifizierteren Arbeitsplatz weiterzuentwickeln. Denken Sie dabei daran, Ihr Wissen wiederum an andere weiterzugeben.

Egal, welchen interessanten oder angesehenen Beruf Sie sich aussuchen – es ist mit Sicherheit nicht der richtige für Sie, wenn dieser Ihre Seele nicht befriedigt.
Folgen Sie dem Weg, der aus dem tiefsten Wunsch Ihrer Seele entspringt. So finden Sie Ihren inneren Frieden und Ihr Glück. Sie sollten dabei nicht nur Ihre Talente fördern, sondern auch darauf achten, Ihre anderweitigen Verpflichtungen im Leben optimal zu erfüllen. Manchmal beginnt es mit einem Hobby in der Freizeit, das später zur Berufung wird. Vielleicht wechseln Sie irgendwann den Beruf, um sich etwas Neuem zuzuwenden. Versuchen Sie, bei allen Entscheidungen immer auf Ihre Seele zu hören.

Gedanken zu Macht und Besitz

Besitz, Vermögen und Macht sind an sich nichts Schlechtes, solange diese keine Macht auf den Menschen ausüben.
Wir alle brauchen Geld und Eigentum, wie Kleidung, Nahrung und eine Unterkunft, um unser tägliches Leben bestreiten zu können.
Wer in seinem weltlichen Leben ehrliche und sinnvolle Arbeit verrichtet und sich von Besitz, Macht und Ruhm nicht fesseln oder beeinflussen lässt, sondern diese benutzt, um die Gedanken der Liebe, des Dienens und Wege zum bewussten Einswerden mit dem Göttlichen, der Erleuchtung und seiner eigenen Göttlichkeit in sich bekannt zu machen, der tut wahrlich etwas Gutes. Ein Mensch, der mitten in der Welt lebt und hilft, Lehren und Weisheiten zu verbreiten bzw. diese selbst vorlebt, ist mit Sicherheit genauso hoch zu achten wie jemand, der sich in die Einsamkeit zurückzieht.
Ebenso lobenswert ist es, seinen Besitz (sei er nun geistig oder materiell) mit Bedürftigen zu teilen, um diese aus der weltlichen und spirituellen Armut herauszuholen und dadurch Freude und Fröhlichkeit verbreitet.
Das Loslassen von weltlichen Dingen, also das hinter sich zu lassen, was Besitz, Macht und Ruhm bedeutet, ist keine Flucht vor diesen Dingen, sondern eher ein Sieg. Es ist ein Zeichen des veränderten Bewusstseins, der Veränderung von Werten und Zielen. Sie kennen bestimmt auch viele Menschen, die immer mehr Reichtum und Güter um sich herum anschaffen, die aber verlernt haben, das Gefäß ihres Herzens, ihrer Seele zu füllen.

„Ihr seid das Licht der Welt …
So lasst euer Licht leuchten vor den Leuten,
damit sie eure guten Werke sehen
und euren Vater im Himmel preisen.“
Jesus Christus

Jedes Tier frisst immer nur so viel, wie es braucht. Wenn es satt ist, überlässt es seine Nahrung den anderen Tieren.
Der Mensch überschreitet in seiner Begierde oft jedes Maß. Er ist fasziniert vom Vermögen und der Macht, die er auf den unterschiedlichsten Wegen erworben hat. Er will immer mehr besitzen und macht sich dabei immer abhängiger von seinem Besitz, seinem Vermögen. Macht, Besitz, und Ruhm sind für viele Menschen wie ein Suchtmittel und der Rausch mündet dann oft in Geiz, Eitelkeit und Stolz.
Dabei vergisst der Mensch allzu oft, das wirklich zu genießen, weil er sich immer wieder nach etwas Neuen umschaut, das er besitzen oder worüber er Macht ausüben will. Dazu kommen mit der Zeit die Sorgen und Ängste, alles oder Teile des Besitzes oder der Macht wieder verlieren zu können.
Ein Leitgedanke, der dabei oft mitspielt: „Wenn ich viel besitze, dann besitze ich mich selbst“, erfüllt sich so nicht. Zuviel Energie steckt im Erhalt und der Vergrößerung des Besitzes oder der Macht. Zu wenig oder gar keine Zeit und Energie bleiben dabei für den Menschen selbst übrig.

„Was nützt es dem Menschen,
wenn er die ganze Welt gewinnt,
aber seine Seele verliert. Seine Seele Schaden nimmt.“
Jesus Christus

Hören Sie bitte auf, nur für sich selbst zu leben. Wenn es Ihnen gutgeht, dann danken Sie dem Göttlichen und tragen Sie dazu bei, dass es den Menschen in Ihrer Umgebung möglichst ebenso ergeht. Helfen Sie, soweit Sie können und es in Ihrer Macht steht.
Arbeiten Sie nicht nur allein des Geldes wegen, das Ihnen letztlich, wenn Sie es horten, nur Sorgen bereitet. Das Hängen am Besitz, und nicht der Besitz an sich, ist oft die Quelle vieler Leiden.
Prüfungen, Aufgaben etc. kommen nicht, um einen zu ruinieren, sondern dienen der Unterstützung der spirituellen Entwicklung zum Göttlichen.
Nicht das Göttliche hat uns Prüfungen, Aufgaben etc. gesandt, sondern wir selbst haben diese durch das Gesetz von Ursache und Wirkung angezogen.

„Je weniger einer braucht,
desto mehr nähert er sich den Göttern,
die gar nichts brauchen."
Sokrates 470 – 399 v.Chr.

Geld, Macht und Besitz können uns keine Sicherheit geben, denn diese ist nicht käuflich, sondern kann uns nur vom Göttlichen geschenkt werden. Auch die wirklich wichtigen Dinge im Leben kann man mit Geld nicht kaufen, wie z. B. bedingungslose Liebe und Zuneigung, Freundschaft, Vertrauen oder Dank. Dies gilt letztlich auch für die Gesundheit und die Zeit.

Zeit gehört zu dem, was alle Menschen gleichermaßen besitzen. Es kommt wie bei allem darauf an, wie bewusst uns diese

ist und wie bewusst wir mit der Zeit umgehen.
Der Ausdruck *„Zeit ist Geld“* kann so nicht richtig sein. Man kann in einer Zeitspanne Geld verdienen, aber konnten Sie sich schon jemals mit Geld Zeit kaufen?

*„Es ist nicht wenig Zeit, was wir haben,
sondern es ist viel, was wir nicht nutzen.“*
Senaca

Manchen Menschen steht nun mal etwas mehr zur Verfügung als anderen. Aber vergessen Sie nie, dass sowohl der Milliardär als auch der ärmste Bettler im Tode alles Materielle (Weltliche) zurücklassen muss.
Wir alle dürfen, befreit vom Körper, mit all seinen Freuden, Lasten und sonstigem Weltlichen in die andere Dimension eingehen. Was wir mitnehmen können, sind unsere geistigen und seelischen Besitztümer wie z. B. Reife, Weisheit, Erfahrungen und das Bewusstsein unserer Seele und des Göttlichen.

*„Gebt Gott, was Gottes ist, und dem Kaiser,
was des Kaisers ist.“*
Jesus Christus

Sie sollten aber auch kein allzu einseitiges Leben führen, indem Sie nur nach dem Göttlichen streben und dabei Ihre Pflichten oder Aufgaben in dieser Welt versäumen. Es sei denn, es ist der Sinn Ihres Lebens, als Mönch oder Nonne ausschließlich dem Göttlichen zu dienen, befreit und abseits von allem Weltlichen.

In dieser Welt gehört uns strenggenommen nichts Materielles, wir können hier nichts wirklich besitzen. Alle Dinge sind uns nur vom Göttlichen für eine bestimmte Zeit geliehen. Daher sollten wir mehr am geistigen als an irgendeinem weltlichen Besitz festhalten. Sie müssen doch eine Sache nicht besitzen, um sie zu genießen.

Wer kennt nicht die Geschichte von Alexander dem Großen, der weite Teile der Welt eroberte und der reichste und mächtigste Mensch war. Doch im Angesicht des Todes konnte er nicht einmal einen winzigen Bruchteil des Besitzes, den er angesammelt hatte, mit sich nehmen. Er verließ diese Welt mit leeren Händen. Um der Welt diese Wahrheit vor Augen zu führen, gab er seinen Ministern die Anweisung, seinen Leichnam in einer Prozession durch die Straßen seiner Hauptstadt zu führen, wobei beide Hände in erhobener Stellung Richtung Himmel weisen sollten. Als die Minister den Grund für diese eigenartige Anweisung vom Kaiser erfahren wollten, antwortete Alexander:
„Ich habe viele Länder erobert und großen Reichtum angehäuft. Eine große Armee steht unter meiner Kontrolle. Dennoch begleitet mich nichts zu dem Zeitpunkt, an dem ich diesen sterblichen Körper verlasse. Ich gehe mit leeren Händen. Diese Wahrheit muss allen Leuten demonstriert werden.“

Wir mögen großen Wohlstand und Guthaben erlangen oder anderen Geld gegen Zinsen verleihen; dennoch können wir beim Verlassen unseres Körpers nicht einmal eine Handvoll Erde mit uns nehmen. Nichts Materielles von dieser Welt kommt mit uns. Wir mühen uns unnötig ab und entwerfen allerlei Pläne, über die wir unablässig Tag und Nacht nachdenken. Trotz all unserer Bemühung wird alles, was unsere Hände erschaffen haben, nicht mit uns gehen.

„Wer glaubt,
Geld sei das Wichtigste im Leben,
war noch nie verliebt oder schwerkrank."
Gerhard Kocher

Macht und Besitz sind jedoch in einem anderen Kontext von höchster Bedeutung: Wenn Sie Macht über Ihre Gedanken und Gefühle und über all Ihre Worte und Handlungen erreicht haben,

- werden Sie sich bewusst, dass Sie einen freien Willen haben,
- werden Sie die Fähigkeit besitzen nichts mehr zu bewerten,
- werden Sie die Fähigkeit besitzen sich auszurichten und sich zu konzentrieren,
- werden Sie die Fähigkeit besitzen Eins zu werden mit dem Göttlichen.

Wenn Sie all dies wirklich besitzen, dann sind Sie wirklich reich, dann werden Sie das Verlangen spüren, all diesen Reichtum mit allen anderen zu teilen.

Gedanken über Gefühle

Haben Sie sich schon manchmal gefragt, was ein Gefühl ist? Sie wussten es nicht oder waren mit Ihrer Antwort nicht zufrieden? Das macht nichts, denn auch die Wissenschaft hat darauf noch keine allgemeinverbindliche Definition gefunden. Sicher ist, dass man zwischen Gefühlen, Emotionen, Stimmungen und Affekten unterscheidet.

- Gefühle zeigen bei körperlicher und psychischer Belastung Ermüdung, Überlastung und Stresszustände an.
- Gefühle bestimmen unsere Neigungen und Fähigkeiten mit.
- Gefühle haben auch Schutzfunktionen.
- Gefühle spielen eine große Rolle bei Erkrankung und Genesung.
- Gefühle kann man in kraftraubende, in kraftneutrale und in kraftspendende einteilen.
- Gefühle werden durch unsere Sinne ausgelöst, und zwar durch unser Bewusstsein, das abgespeichertes, gewohntes Verhalten abruft.

Aus diesem Grund reagieren Menschen aus verschiedenen Kulturen und Gruppen, je nach ihren Gewohnten, auf den gleichen Anlass mit unterschiedlichen Gefühlen und in unterschiedlicher Stärke der Gefühle.

Es gehört zu den Aufgaben des Menschen, sich seiner Gefühle bewusst zu werden, zu diesen zu stehen und sie auch anderen gegenüber zu zeigen.

Menschen mit sogenannten Gefühlsausbrüchen sind meist

von ihren Gefühlen beherrscht. Sie haben wahrscheinlich noch nicht damit begonnen, diese bewusst zu steuern bzw. auszugleichen – vermutlich, weil sie noch nie hinterfragt haben, warum manche Situationen oder Worte in ihnen diese Reaktionen hervorrufen.

Jeder kennt die Aussagen von manchen Menschen wie „Ich koche über vor Wut", „Ich muss Dampf ablassen, sonst platze ich". Sie vergleichen dabei Ihren Gemütszustand mit einem Kochtopf, der zu lange auf einer heißen Herdplatte steht.
Viele denken bei diesem Vergleich wahrscheinlich daran, dass man einfach nur den Deckel des Topfes abnehmen müsste, den Schalter herunterdrehen oder den Topf ganz vom Herd nehmen müsste, um den Druck zu verringern.
Sie können diese Weisheit ganz einfach auf Ihren Gefühlszustand anwenden, wenn Sie wieder einmal kurz vorm Überkochen sind …

Am glücklichsten ist doch derjenige, der stets seine innere Ausgeglichenheit bewahrt und seine Gefühle bewusst kontrollieren – aber dennoch zeigen – kann. Solche Menschen wirken immer anziehend auf andere.

„Ist einer heiter, so ist es einerlei,
ob er jung oder alt ist,
gerade oder bucklig, arm oder reich,
er ist glücklich."
Arthur Schopenhauer 1788 – 1860

Nun Gedanken zu ein paar einzelnen Gefühlen.

Angst

Die Angst, oder auch die Unsicherheit und Vorsicht, kann für uns Menschen überlebenswichtig sein. Sie schützt und hilft uns, unsere Konzentration und unser Bewusstsein auf etwas Neues oder nicht Alltägliches einzustellen und auf eventuelle Gefahren zu achten.
Wir erleben es z. B. als Lampenfieber oder Höhenangst, die nach kurzer Gewöhnung aber wieder verschwinden.

„Es gibt nichts, vor dem du dich fürchten musst,
außer vor der Angst selbst."
Sprichwort

Die Angst ist bestimmt der größte Feind des Menschen. Bei sehr vielen Menschen ist vor allem die Angst vor dem Sterben tief verwurzelt.
Bei vielen wird Angst verursacht durch eine extreme Bindung an Macht, Besitz und Ruhm.
Durch das Zulassen von Angst verlieren Sie aber Ihr Gleichgewicht und stören Ihre innere Harmonie und Ausgeglichenheit. Durch Ihre von Ihnen selbst zugelassene Angst stellen Sie sich vieles vor, bilden sich alles mögliche, was passieren könnte, ein. Durch das Wiederholen der angsteinflößenden Gedanken steigern Sie sich immer mehr in diese hinein und geben der Angst dadurch immer mehr Kraft.
Wenn Sie unter dem Druck der Angst leben, verlieren Sie die Lust, Dankbarkeit und Freude am Leben. Angst bringt Unsicherheit, beruht aber oft nur auf den eigenen oder von anderen übernommenen Phantasien, die dann auf Ihre Umwelt übertragen werden.

Hinterfragen Sie doch einfach mal, warum Sie vor bestimmten Tieren solche Angst bzw. einen solchen Ekel haben. Wenn Sie verstehen, dass alle Geschöpfe auf dieser Welt eins sind, bräuchten Sie strenggenommen vor diesen auch keine Angst mehr zu haben.
Alle Tiere spüren, riechen Gefühle von anderen, besonders Liebe und Zuneigung, aber auch Angst und Hass.

Die Angst bekommt erst dann Macht über uns, wenn wir sie zulassen. Angst ist fast immer ein schlechter Ratgeber, man kommt oft auf die absurdesten Ideen, die nicht positiv wirken. Wenn wir uns in unserer Existenz bedroht fühlen, haben wir Angst und versuchen meist, diese, soweit wir können, in Aggression umzusetzen. Wir führen Krieg und überlassen uns der Gier nach materieller Befriedigung. Hinter jeder Angst steht Unsicherheit.

Aus Druck wird oft Angst und daraus wieder Unlust. Es folgt Erschöpfung mit der Folge einer Depression – und dies ist eine Erkrankung, die in unserem Kulturkreis immer häufiger auftritt.
Angst führt auch oft dazu, sich und andere teilweise dauernd zu kontrollieren.

Das Sprichwort

„Vertrauen ist gut,
Kontrolle ist besser.“

ist bestimmt nicht geeignet, um Harmonie, Vertrauen, Eigenverantwortung und Liebe unter den Menschen zu erzeugen.

Angst, die Kontrolle über sich selbst, über seine Gefühle, über seine Reaktionen zu verlieren, begleitet viele Menschen und kostet enorme Kraft.
Ohne Angst sind Menschen, die sich selbst und das Göttliche lieben und Ihm vertrauen. Menschen, die ausgeglichen und selbstsicher sind, ruhen in sich und können echte von eingebildeter Gefahr unterscheiden.

Wer sich viel mit spirituellen Dingen beschäftigt, betet und meditiert, kann zwangsläufig auch mit der „anderen Seite", dem Dämonischen, Teuflischen in Berührung kommen, was zu entsprechenden Ängsten führen kann. Diese Angst kann man jedoch gut überwinden, wenn man sich bewusst macht, dass ein allgegenwärtiger und liebender Gott, der vom und im Licht ist, von dem alles ist und zu dem alles zurückkehrt, dass dieser Gott uns beschützt und von allen Ängsten befreien kann.
Überlassen Sie sich also nicht der Welt und ihren Ängsten, sondern überlassen Sie sich ganz dem Göttlichen.

Albträume entstehen meist durch unterdrückte Ängste, machen Ihnen Ihre innere Qual sichtbar, die oft durch Verletzung, Enttäuschung und Frustration entstehen.
Durch die Analyse solcher Träume können wir unseren unterdrückten Emotionen oft ein großes Stück näherkommen.

Ärger

Ärger entsteht meist dadurch, dass das eigene oder das Interesse eines anderen verletzt wird, aus unerfüllten Wünschen und Bedürfnissen, also Frustration. Ärger in Verbindung mit

Egoismus kann in Rücksichtslosigkeit und Gleichgültigkeit ausarten. Ärger, der aber einer guten Sache dient (z.B. um sich gegen Unrecht zur Wehr zu setzen) und durch Vernunft entsprechend gemäßigt wird, kann so manches in der Welt zum Guten führen.

In schwierigen Zeiten bekommen wir die Möglichkeit, unsere Entschlossenheit und unsere innere Stärke zu entwickeln und zu verbessern. Dabei lernen wir auch, wie nutzlos Ärger ist. Anstatt zornig zu reagieren, können wir tiefen Respekt und Fürsorge für die Menschen entwickeln, die für uns das verursacht haben, auch um uns Gelegenheit zu geben, uns in Geduld und Toleranz zu üben.

Eifersucht

Eifersucht zerstört meist genau das, was sie vorgibt zu lieben, z. B. die Partnerschaft, die Liebe, das Vertrauen. Liebe fördert und Eifersucht zerstört das Vertrauen, was oft auch zur Falschheit führt. Denken Sie an die Kraft der Gedanken, wenn Sie eifersüchtig sind.
Eifersucht ist doch immer unsere Enttäuschung und das Zulassen von Bitterkeit und Selbstmitleid, weil es anderen besser geht, weil andere glücklicher sind als wir selbst.

Wo für Eifersucht Platz ist, da ist meist auch Platz für Neid. Neid z. B. auf den Partner oder auf Dinge, die ein anderer besitzt, wie z. B. gutes Aussehen, Beliebtheit, sportliche Fähigkeiten oder beruflichen Erfolg, das Auto, das Haus, die Motorjacht …

Wenn wir dann gar noch unsere Fähigkeiten einsetzen, das Glück oder den Erfolg des anderen zu verhindern, dabei vielleicht auch noch Rachsucht, Zorn oder Hass freien Lauf lassen, dann scheitern wir zwangläufig auch bei unseren Geschäften und Vorhaben. Dies ist Teil des Gesetzes von Ursache und Wirkung des Göttlichen.

Neid kann uns aber auch fördern, uns anfeuern, neue Ziele zu erreichen, indem wir an uns arbeiten, trainieren, an uns arbeiten, um besser zu werden als unser Neidobjekt.
Diese Art, mit Eifersucht und Neid umzugehen, ist die wohl positivste, denn auf diese Weise wachsen wir.

Zorn

Das Zusammentreffen von heftigem Zorn und Eigennutz oder Selbstsucht kann einen hysterischen Gefühlsausbruch in Gewalttätigkeit ausarten lassen.
Menschen, die zu Zorn neigen, werden in ihrem erregten Zustand schon bei kleinsten Anlässen und geringsten Herausforderungen zu gefährlichen Sprengkörpern und bringen somit den Frieden anderer Menschen in Gefahr.
Zorn entsteht in uns, wenn jemand die Befriedigung unserer Bedürfnisse vereitelt oder wir extrem hilflos sind.

Zweifel

Zweifel sind wichtig, denn sie spiegeln unser Glaubenssystem wider, nach dem wir uns richten, um die derzeit wirkungsvollste Methode oder das optimale Mittel für uns herauszufinden. Aufkommende Zweifel bieten eine hervorragende

Gelegenheit, das eigene Glaubenssystem bewusst zu prüfen. Es bedeutet, Ihr Denken zu beobachten und daraus Schlüsse zu ziehen.
Sie sollten allerdings nicht Opfer Ihrer eigenen Zweifel werden, indem Sie etwa unfähig werden, sich für eine Methode oder ein Mittel entscheiden zu können.

„Hoffe nicht ohne Zweifel und zweifle nicht ohne Hoffnung."
Seneca

Zögern ist ein Ausdruck von Zweifel.
Benutzen sie den Zweifel, um sich Ihrer Sache, Ihrer Entscheidung bewusster zu werden und um diese so auch überzeugter zu vertreten.
Jeder, der bewusst und überzeugt lebt,

- ist auf dem Weg zur Liebe zu sich selbst,
- ist auf den Weg zur Harmonie von Körper, Geist und Seele,
- ist auf den Weg zur Selbsterkenntnis,
- ist auf den Weg zu einem energetisch kraftvollen Leben.

Solange Sie zweifeln, haben Sie den direkten Zugang zur Erkenntnis noch nicht gefunden. Diesen erhalten Sie erst, wenn alle Zweifel aufgelöst sind, wenn Sie den Ursprung der Erkenntnis erreicht haben. Erkenntnis und Erleuchtung sind miteinander verbunden.

Die Lösung eines Konflikts liegt fast immer in uns selbst und nicht in der Konfrontation mit dem/n Konfliktpartner/n. Eine Möglichkeit zur Lösung ist es, sich selbst zu verzeihen.

Sobald Sie im Reinen mit sich selbst und dem Konflikt sind, ist es kein Konflikt mehr. Dadurch erhält der Konflikt keine weitere Energie und löst sich auf. Dies gilt ebenso für den Zweifel.
Solange der Zweifel jedoch in Ihnen rumort, solange fließt ihm auch Energie zu, ob Sie wollen oder nicht. So kann kein Frieden einkehren.
Unsere eigentlich Aufgabe als Mensch und Kind des „Göttlichen" besteht darin, die uns in diesem Leben gestellten Aufgaben zu lösen. Und das Göttliche gibt uns die Kraft dazu.

„Um Vergangenes soll man nicht trauern,
an Zukünftiges nicht denken.
Weise leben in der Gegenwart."
aus den Veden

„Die inneren fünf Gedanken oder Werte sind: Wahrheit, Rechtschaffenheit, Frieden, Liebe und Gewaltlosigkeit. Es sind uns innewohnende Eigenschaften, die nicht von außen auferlegt wurden. Ebenso wenig können sie in einem Geschäft gekauft werden. Sie sind im Kern unserer Persönlichkeit tief eingeprägt. Unsere Aufgabe ist es, diese Eigenschaften zu manifestieren und sie in unserem täglichen Leben widerzuspiegeln."
Sathya Sai Baba

Gedanken zum Sterben und Begleiten von Sterbenden

Sterben ist nur ein Wechsel der Dimension.

Menschen, die einer Religion angehören bzw. die gläubig sind haben es leichter, mit dem Tod umzugehen, da sie sich auf die Auferstehung bzw. ein nächste Leben, also die nächste Inkarnation freuen.
Sie leben darauf hin, dass sie ihren Körper, die Hülle, die sie in diesem Leben begleitet hat, verlassen dürfen, sie also befreit vom Körper, sowie all seinen Freuden und Leiden, die Sie durch ihn erfahren durften, in eine andere Dimension zum Göttlichen wechseln dürfen, wenn „Es“ der Meinung ist, dass ihre Aufgaben hier, für dieses Leben, erfüllt sind.

Sathya Sai Baba soll vom Inhalt her gesagt haben:

„Der Mensch soll weinen, wenn er geboren wird
und sich freuen, wenn er gestorben ist.“

Das Sterben sollte „nur“ ein Abschied nehmen sein. Wir aber in unserer Kultur haben dies oft vergessen. Sterbende überlassen wir meist den Krankenhäusern, Pflegeheimen oder Hospizen.
Den Brauch, jemanden zu Hause sterben zu lassen, im Kreis seiner Familie seiner Angehörigen, seiner Freunde, seiner Bekannten, pflegen wir größtenteils nicht mehr. Warum?

- Weil wir selbst Angst vor dem Sterben haben?
- Weil wir nicht mehr gewohnt sind, mit Sterbenden umzugehen?
- Weil wir die Verantwortung für die medizinische Versorgung des Sterbenden nicht übernehmen wollen?
- Weil wir Sterben und Tod fast als ein Tabuthema behandeln?
- Weil wir uns selbst mit den natürlichsten Dingen, wie Geburt und Tod, nicht auseinandersetzen wollen?

Ich kann nicht nachvollziehen, was in unserer Kultur dazu geführt haben kann, dass so viele Menschen allein sterben müssen.
Liegt es daran, dass wir nicht mehr mit mehreren Generationen zusammen wohnen und leben? Weil viele, besonders ältere Menschen, schon länger allein leben, meist vergessen von ihren Kindern, Enkeln, Freunden, Bekannten etc.? Weil sich anscheinend niemand mehr die Zeit nehmen will, bei einem Sterbenden zu sitzen und mit diesem auf den Übergang zu warten?
Ich kann ihnen versichern, dass es – wenn Sie das Sterben als etwas ganz Natürliches ansehen und dann noch an die Wiedergeburt und die Auferstehung glauben – für Sie ein sehr bereicherndes Erlebnis sein wird, beim Tod eines Menschen dabei zu sein.
Auch für den Sterbenden ist es schön, denn er ist nicht allein. Und für Sie ergibt sich die Gelegenheit – falls der Sterbende noch ansprechbar ist – ihm zu danken, ihm zu verzeihen, mit ihm über so viel bisher Unausgesprochenes zu reden, ihm nun so manches erklären zu können … eben alles, was Ihnen auf dem Herzen liegt, um mit sich und dem Sterbenden ins Reine zu kommen.

Schön wird es auch für Sie sein zu sehen, wie Sie allein durch Ihre bloße Anwesenheit den anderen beruhigen können und zu sehen, wie er erkennt, dass es nun in die andere Dimension geht. Zu sehen, wie er die Erkenntnis, die Weisheit des Göttlichen über das Sterben begreift. Wenn er merkt, er wird erwartet und es ist alles für ihn vorbereitet. Es ist schön zu sehen, zu fühlen, wenn der andere geht, wenn er seinen Körper verlässt und er noch eine Weile im Raum mit uns allen anderen ist, wenn er aufgeht, von hier weggeht und in die andere Dimension eingeht.
Ja, es ist schön, trotz des Schmerzes, der Ergriffenheit, der Tränen usw., dass der Sterbende gerade jetzt geht bzw. gegangen ist. Sie können die Freude spüren, Ihre und seine auf seinem Weg zum Göttlichen.

Natürlich können und sollten Sie sich Zeit nehmen für Ihren persönlichen Schmerz, für Ihre Trauer. Weil Sie den Verstorbenen z. B.

- nun nicht mehr körperlich um sich haben bzw. nahe sein können,
- nun nicht mehr mit ihm reden können,
- sich mit ihm nicht mehr aussprechen können,
- ihm nichts mehr erklären können,
- sich nun nicht mehr bei ihm entschuldigen, bedanken können,

Weil Sie z. B. jemanden verloren haben,

- der ihnen eine Stütze war,
- der ihnen Halt gab,
- der ihnen mit Rat und Tat zur Seite stand,
- der Sie geliebt hat und

- den Sie geliebt haben und
- weil Sie nun alleine sind.

Nehmen Sie sich bitte genügend Zeit für Ihren persönlichen Schmerz, für Ihre Trauer.
Vergessen Sie dabei aber nicht: Sie weinen, trauern, leiden usw. nur um Ihrer selbst willen und wegen Ihrer Verbindungen, Ihren Erwartungen, Ihren Vorstellungen und Ihrer Wünsche an den Verstorbenen.
Sie sollten nicht für den Verstorben trauern, denn er ist in der anderen Dimension, er ist uns vorangegangen und ihm geht es gut. Ihnen sollte bewusst sein: Sie trauern nur wegen sich selbst!

Sie haben jemanden verloren und leiden darunter.

Er/sie hat die Verbindung zur anderen Dimension bekommen. Der Verstorbene hat nun seine irdischen Aufgaben für dieses Leben erfüllt. Er ist von seinem Körper mit all seinen Freuden und Lasten, die damit zusammenhängen, befreit. Er ist nun in der anderen, uns noch unbekannten Dimension.
Wer will, kann natürlich mit dem Geistwesen des Verstorbenen weiter in Verbindung bleiben. Viele Menschen reden mit ihren nahen Verstorbenen und erhalten auch Antworten. Vielen Menschen erscheinen die Geistwesen im Schlaf, in der Meditation, beim Gebet etc., dies ist ganz normal. Wir werden uns alle wieder im Göttlichen treffen.

Das Ende dieses Lebens ist auch der Anfang in der anderen Dimension.

Niemand kennt den Tod,
es weiß auch keiner,
ob er nicht das größte Geschenk für den Menschen ist.
Dennoch wird er gefürchtet, als wäre es gewiss,
dass er das schlimmste aller Übel ist.
Sokrates 470 – 399 v.Chr.

Der Tod trennt doch nur Sie, Ihre Seele und Ihren Geist vom Körper.
Der Tod vernichtet nicht Sie, nicht Ihren Geist und nicht Ihre Seele. Sie können dem Tod also mit Freude entgegengehen. Er erlöst Sie doch nur von den Fesseln des Körpers. Sie werden frei von Leid, Schmerzen und Störungen des Körpers, Sie werden frei von allen Ängsten und Sorgen. Sie werden eins mit so vielen. Das Gefühl der Einsamkeit und Angst vor dem Sterben verschwindet, wenn Sie sich von all den weltlichen Dingen, wie z.B. Besitz, Macht, Ruhm und Ego trennen. Nicht der Tod ist schmerzhaft, sondern die Angst davor.

Die Angst vor Krankheiten und dem Tod zu verlieren, sollte jeder als eine seiner Aufgaben hier auf der Erde verstehen. Sterben will gekonnt sein.
Der Tod sollte immer etwas sein, auf das man sich irgendwie freut. Wir verlassen nur unseren Körper und gehen mit unseren Geist und unserer Seele ein, in eine andere Dimension.

„Herr, lehre uns zu bedenken, dass wir sterben müssen,
auf dass wir klug werden."
Aus der Bibel

Klugsein und Glücklichsein liegen ganz nah zusammen. Man schaut nicht mehr in die finstere Nacht, sondern ist sich der Sonne bewusst. Endlich findet man sie auch in seinem Inneren.

Unser Leben wäre ohne Sinn und Ziel, wenn wir nur lebten, um wieder zu sterben. Wir alle erhoffen uns einen guten und angenehmen Lebensabend. Jeder darf seinen Weg bis ans Ende gehen, mit all dem Leid und der Freude bis zum Tod. Wer dem richtigen Weg folgt, findet das Göttliche. Vermeiden Sie dabei bitte den Weg der materiellen Wünsche, der Sie ja nur in den kraftraubenden Gefühlsbereich der Unzufriedenheit führt.

„Was wird, was ist, wird vergehen."
Wer diese Weisheit nicht erkennt, schafft sich selbst viele Probleme.
Ein wichtiger Grundsatz für uns alle sollte „Loslassen" sein. Sich rechtzeitig lösen von z. B. Besitz, Macht, Einfluss und auch von unserem irdischen Leben, das sollten wir alle lernen.

„Im Unterschied zu anderen Krankheiten
ist das Leben immer tödlich."
Italo Svevo 1861 – 1928
aus „La coscienza di Zemo", Kap. 6

Manche Menschen wählen die Selbsttötung als eine Möglichkeit, aus dieser Welt in die andere Dimension zu gehen, und das zu einem selbst gewählten Zeitpunkt.

Jeder der diesen Weg für sich in Erwägung zieht, sollte aber auch an Folgendes denken:
Wenn er abends einschläft, lösen sich seine Probleme, seine Aufgaben auch nicht von allein. Wenn er am Morgen aufsteht sind sie noch immer da.
Er wird also im nächsten Leben wieder die *gleichen* Aufgaben erhalten und bewältigen müssen, denn wir können nun einmal nicht vor unseren Aufgaben davonlaufen, denn die Erfahrungen, die wir dabei machen, benötigen wir, jeder Einzelne von uns, um seelisch und psychisch zu wachsen und zu reifen.

Meine Entwicklung zum Heiler – Berater – Therapeuten – Ausbilder

Schon als Kind und Jugendlicher habe ich mich mit der Christlichen Lehre auseinandergesetzt, weshalb ich gerne und oft in die Kirche ging. Viele meiner Verwandten sagten zu mir: „Du bist der geborene Pfarrer." Mein Kindheitswunsch, im Kloster Münster Schwarzach ausgebildet zu werden, wurde mir jedoch nicht erfüllt.

Mit 11 Jahren las ich zum ersten Mal im Koran. Über andere Glaubensrichtungen hatte ich schon vorher viel gelesen. Durch Gesprächen mit Priestern und Kaplänen, die uns unterrichteten, setzte ich mich weiter mit dem christlichen Glauben auseinander.

Vom 15. bis zum 45. Lebensjahr nahm ich mir dann überwiegend Zeit für das Weltliche, wie Familie, Beruf und Ehrenämter. Mitte 40, nach der Trennung von meiner Familie, besaß ich wieder sehr viel Zeit für mich selbst, für meine Seele, und um den Sinn des Lebens zu finden.

Eine meiner damaligen Mitarbeiterinnen hielt meine Gedanken und Vorstellungen schriftlich fest. In dieser Zeit bekam ich Kontakt zu Menschen, die mir sehr weiterhalfen.

Jagrati Noll-Benzing führte mich über zwei Jahre in die Ayurvedische Massage ein. Eine Freundin von ihr brachte mich in Kontakt zur Reiki-Ausbildung I und II bei Walburga Spielberger und Ilga Fries.

Über einen Heilpraktiker bekam ich Kontakt zur evangelischen Kirche und ließ mich mit ihm und anderen zum Salber in der evangelischen Kirche ausbilden.

Durch Jagrati erfuhr ich von Heilern in Groß-Gerau. Dort besuchte ich zuerst ein sechsmonatiges Seminar zur „Entwicklung übersinnlicher Wahrnehmungsfähigkeiten“ bei Heidi Hofmann und Jewgeni Awerbuch. Am Ende des Seminars lernte ich dort meine jetzige Partnerin Christine Bietz kennen. Danach begann ich eine zweijährige Ausbildung als Heiler der altrussischen, altitalienischen und altdeutschen Heilkunde, in Verbindung u. a. mit der Dorn-Methode, Prana-Energiearbeit, weißer Magie, Seelenlesen, Gesundheits- und Lebensberatung. Während dieser Zeit bekam ich wieder über Jagrati den Hinweis zu einer Geistheiler-Ausbildung in Roth bei Stromberg.
Unter der Anleitung von Pjotr Elkunoviz und Anne Hübner durchlief ich eine Geistheiler-Ausbildung, mit der Ausbildung zum Reiki-Meister und -Lehrer und der Gabe, Handys, Autos, Arbeitsplätze, Wohnungen und Häuser entstören zu können, einschließlich des Abschlusses als Begradigungstherapeut nach Pjotr Elkunoviz.

In diesem Ausbildungszentrum wurde ich auch von Phyllis Krystal selbst in ihren derzeit vier eminaren mit ihrer Technik vertraut gemacht. Ich besuchte fast alle ihrer Seminare zusammen mit meiner Partnerin.
In Roth ließ ich mich auch von Tanja Aeckersberg bis zum Ausbildungsleiter ihrer spirituellen Rückenschule ausbilden.
Meine Partnerin Christine Bietz bildete mich in Kinesiologie, Richtung Brain Gym, aus.
Mit ihr zusammen ließen wir uns von Mathias Maul in Karben in EFT ausbilden, bis zur Ausbilderzulassung für EFT.
Dort kamen wir zusätzlich in Kontakt mit NLP, durch Dr. Frank Kuhneke und Kornelia Kuri, sowie mit Hypnose von Dirk Treusch.

Erfahrungen über Familienaufstellung bekamen wir durch Marlies Holitzka.
Über eine Bekannte bekam ich Kontakt zur Ausbildungsschule von Katharina Papadopoulos-Schmitt in Schippach.
Hier durfte ich alle ihre Vorbereitungsseminare besuchen, die sie für die Überprüfung zum kleinen und großen Heilpraktiker anbietet.
Die Kriya-Yoga Einweihung 1-3 nach Roy E. Davis erhielt ich von Maria Schmitz.
Mit Christine Bietz besuchte ich bis Februar 2010 die zweijährige aufbauende Heiler-Ausbildung mit Schwerpunkt der eigenen spirituellen Entwicklung bei Jewgeni Awerbuch. Inhalte sind unter anderen Erkenntnissen der russischen Volksmedizin und von Boris Bolotow, Kriya Yoga nach Kriya Babaji Krishna und Lahiri Mahasaya, Kundalinienergie, mit Mantra-Meditation und Arbeiten mit Mantras und mit den Gesetzen der extrafeinen Energien und die Pflichten und Regeln für die spirituelle Praxis für Erleuchtete, sowie Lebensphilosophie und -beratung auf spiritueller Basis und die Aus- und Weiterbildung von Siddhi.
Ende 2009 erhielt ich die Einweihung zum Weitergeben all dieser Gaben und Fähigkeiten.
Ende 2008 erhielt ich meinen spirituellen Namen „SuNa", von Surya und Narayana.
In Springen, bei Sri Swami Vishwananda, wurde ich in Atma Kriya eingeweiht und erhielt die Erlaubnis, OM-Healing-Kreise durchzuführen.

Mit unserer „Privatpraxis für Körper, Geist und Seele" erfüllten wir uns den Wunsch bzw. übernahmen wir bewusst unsere Aufgabe vom „Göttlichen", anderen Menschen zu helfen, sie zu beraten, zu behandeln, zu begleiten und ihnen einen Weg zu zeigen, sich selbst zu heilen. Auch durch Aus- und Weiterbildung von Interessierten in verschiedenen Techniken, durch Vorträge und durch die regelmäßigen, energetischen Gruppenmeditationssitzungen und OM-Healing-Kreise.

Seit Januar 2008 bin ich anerkannter Heiler des DGH e. V.

Ich lege „Das Göttliche“
nicht auf eine Religion
oder Glaubensrichtung fest.
ER – ES ist für mich einfach überall
und in Allem.
ER – ES ist für mich ohne Anfang
und ohne Ende,
ist immer zu jeder Zeit für jeden erreichbar.
Ich verstehe mich als Vermittler,
als Junior-Partner, „des Göttlichen“.
Heiler und Guru-Meister ist nur ER – ES.

Ich weiß, dass ER, wenn ER es für richtig hält,
jeden Einzelnen durch seine Selbstheilungskräfte
„heilen“ kann.
Vom Autor

Mein Lebenslauf in Kurzform

Familiärer Weg:
Geboren wurde ich 1954 und wuchs, zusammen mit einem älteren Bruder und einer jüngeren Schwester, in Aschaffenburg-Damm auf. 1981 heiratete ich und wir bekamen eine Tochter und einen Sohn. Die Ehe wurde 2001 geschieden. Seit 2005 lebe ich mit meiner Partnerin Christine Bietz zusammen.
Sportlicher Weg:
12 Jahre übte ich aktiv Karate aus , wobei ich auch als Trainer und Abteilungsleiter tätig war.
Berufs- und Ehrenamtsweg:
Nach Abschluss einer kaufmännischen Lehre ließ ich mich zum Dachdecker und Bauspengler umschulen. Nach dem Wehrdienst folgte eine Ausbildung zum Blitzableiterprüfer, die mit einer Dachdeckermeisterprüfung abgeschlossen wurde. 1980 wurde ich Geschäftsführer im elterlichen Betrieb. 1990 gründete ich einen eigenen Dachdeckerbetriebs, der 2007 geschlossen wurde.

Seit 2000 lasse ich mich intensiv zum Heiler – Berater – Therapeuten ausbilden.
Im Mai 2006 habe ich meine

Privatpraxis für Körper, Geist und Seele
63741 Aschaffenburg / Friedhofstr. 16
Tel. + Fax: 06021/5809061
www.privat-praxis-bietz-mueller.de
E-Mail: info@privat-praxis-bietz-mueller.de

gegründet.

Seit September 2007 bin ich hauptberuflich als Heiler – Berater – Therapeut –Referent und Ausbilder tätig.
Seit Januar 2008 bin anerkannter Heiler des DGH e. V.
Mein im März 2009 im Eigenverlag herausgegebenen Buch „Gesundheit erhalten… und mehr" liegt hiermit – leicht überarbeitet und mit neuem Titel – auch als Taschenbuch vor.

Quellennachweis

Aus Veröffentlichungen (Büchern, Schriften, Vorträgen, Gebete) und aus Schulungen von Tanja Aeckersberg, Jewgeni Awerbuch, Sathya Sai Baba, DGH e. V., Pjotr Elkunoviz, Anselm Grün, Lothar Hirneise, Heidi Hofmann, Anne Hübner, Dalai Lama, Clemens Kuby, Mathias Maul, Swami Rama, Franz Schmaus, Katharina Papadopoulos-Schmitt, der Self-Realization Fellowship, O. Carl Simonton, Wikipedia, Paramahansa Yogananda ... sowie aus den „Heiligen Schriften" wie den Veden, der Bibel, dem Talmud.

Reime, Sprüche, Gedanken, Gedichte und Gebete von so vielen. Bei manchen der Sprüche, Weisheiten, Zitate, etc. ist mir der Verfasser nicht bekannt oder nicht eindeutig ermittelbar. Falls Ihnen einer der Autoren bekannt ist, bitte ich Sie, mir Ihre Information zukommen zu lassen.
Gedanken, Ideen und Ergänzungen von Christine Bietz und Heidi Hofmann.
Zudem ist sehr viel Wissen meiner Ausbilder, Mitschüler und Schüler mit eingeflossen, sowie meine eigenen Erfahrungen mit all den Menschen, die zu uns kamen.
Ich danke allen für ihr Wissen, für ihre niedergeschriebenen und ausgesprochenen Gedanken, die ich zum Teil verwendet und durch meine Ansichten ergänzt habe.
Auf dem Autorenfoto, das auf der Buchrückseite des Buches abgebildet ist, sieht man im Hintergrund das Bild „Die Spirale" von Klaus Holitzka.

Gedanken zum Schluss

Ein wertvolles und hilfreiches Buch.
Es ist ein Nachschlagewerk,
das man schnell zur Hand hat,
wenn man es braucht.
Es ist etwas,
in dem man schwarz auf weiß
immer wieder nachlesen kann,
wenn man es will, es benötigt und weiß, wo es steht.

Vom Autor

Ein Buch ist ein Buch. Wenn Sie ein Buch übers Schwimmen gelesen haben, heißt das nicht, dass Sie danach schwimmen können. Sich einen guten Schwimmlehrer suchen und ins Wasser hineinspringen müssen Sie selbst!

Für Wünsche, Meinungen und Anregungen schreiben Sie an:
info@gesundheit-und-mehr-suna.de

Ebenso erschienen im Stb

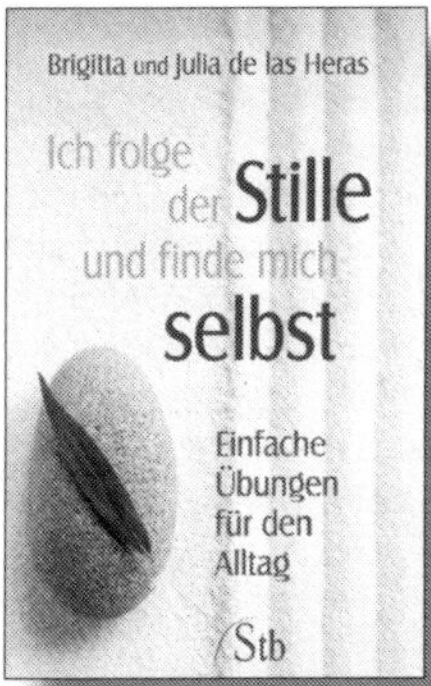

252 Seiten

ISBN 978-3-89767-660-2

Brigitta und Julia de las Heras

Ich folge der Stille und finde mich selbst

Einfache Übungen für den Alltag

Viele Menschen wünschen sich heutzutage mehr Ruhe und Zeit für sich selbst, um nach Innen zu lauschen und bei sich anzukommen. Dieses Buch zeigt Ihnen viele einfache, im Alltag leicht nachvollziehbare Übungen aus unterschiedlichen therapeutischen, meditativen und spirituellen Traditionen. Diese sollen Ihnen dabei helfen, sich kleine Ruheinseln im Alltag zu schaffen, damit Sie sich entspannen, regenerieren und neue Kraft schöpfen können. Sowohl auf der körperlichen als auch auf der seelischen und geistigen Ebene werden sich allsdann Verspannungen und Festgefahrensein auf allen Ebenen des Seins lösen.

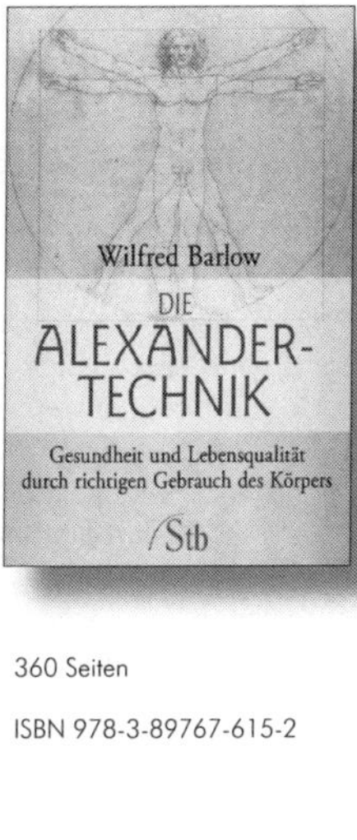

360 Seiten

ISBN 978-3-89767-615-2

Wilfried Barlow

Die Alexander-Technik

Gesundheit und Lebensqualität durch richtigen Gebrauch des Körpers

Jeder Mensch entwickelt im Laufe seines Lebens Gewohnheiten, die sich für ihn richtig anfühlen, ihn in seiner Freiheit jedoch einschränken und zudem die verschiedensten Krankheiten auslösen können, wie Migräne, Verspannungen, Rheuma, Arthritis, Schlaflosigkeit, Erschöpfung oder Depression. Die Alexander-Technik bietet Möglichkeiten, diese Muster zu erkennen und zu lösen. Das vorliegende Buch informiert verständlich und umfassend über Grundlagen, Praxis und Wirksamkeit dieser inzwischen weltbekannten Methode der Körperdynamik, durch die wir lernen können, einen ausbalancierten Gebrauch unseres Köpers zu erreichen bzw. neue, noch unbekannte Bewegungsabläufe zu erproben.

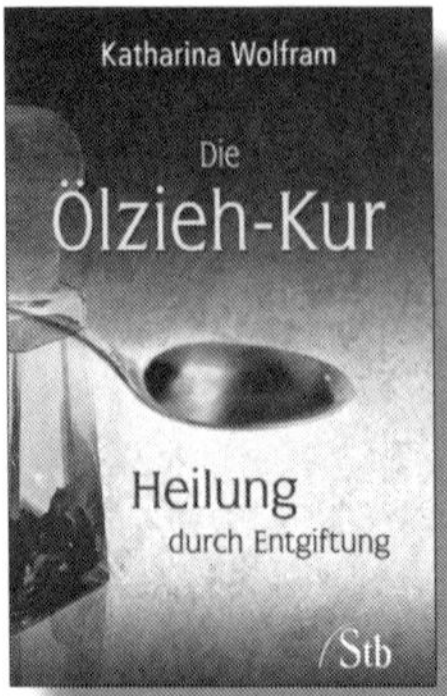

Katharina Wolfram

Die Ölzieh-Kur

Heilung durch Entgiftung

Ölziehen, also das Spülen des Mundes mit Pflanzenöl, ist ein vielfach erprobtes und einfaches Hausmittel, um den Körper zu entgiften. Allergien, Infektionskrankheiten, chronische Müdigkeit oder schlechte Haut werden völlig unkompliziert und preiswert bekämpft. Die bewährte Methode der Volksmedizin, die derzeit einen Boom erlebt, wird hier erstmals im Zusammenhang dargestellt.

128 Seiten

ISBN 978-3-89767-606-0

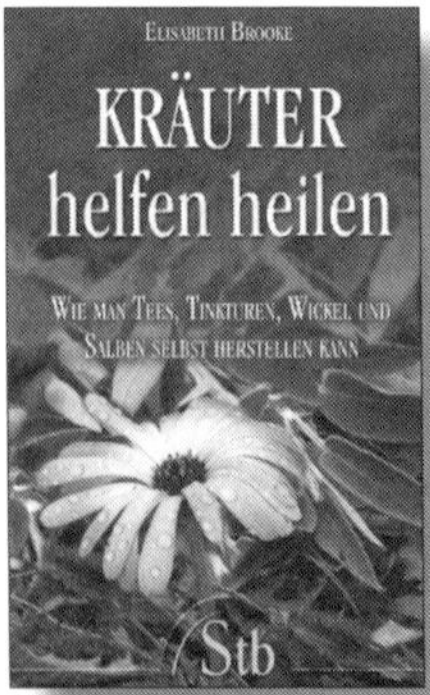

Elisabeth Brooke

Kräuter helfen heilen

Wie man Tees, Tinkturen, Wickel un Salben selbst herstellen kann

Dieses Buch bietet allen Menschen, die an sanfte Heilwissen interessiert sind, eine zuverlässige Ein führung in den Gebrauch von Heilpflanzen. Ein Vielzahl an Rezepten und Heilmethoden gibt Ihne die Möglichkeit einer ganzheitlichen Behandlun von Körper, Geist und Seele. Weiterhin gibt Ihne das Buch einen Einblick in die Geschichte des eu ropäischen Pflanzenlebens und in das gesammel kollektive Gedächtnis der Europäer zum Them Heilen mit Pflanzen.

360 Seiten

ISBN 978-3-89767-407-3